T0287542

Fina Sanz

Diálogos de mujeres sabias

editorial Kairós

© 2012 by Fina Sanz
© de la edición en castellano:
   2012 by Editorial Kairós, S.A.
   Numancia 117-121, 08029 Barcelona, España
   www.editorialkairos.com

Fotocomposición: Grafime. Mallorca, 1. 08014 Barcelona
Diseño cubierta: Katrien van Steen
Impresión y encuadernación: Romanyà- Valls. Verdaguer, 1. 08786 Capellades

Primera edición: Julio 2012
Quinta edición: Abril 2017

ISBN: 978-84-9988-178-2
Depósito legal: B 22.037-2012

Fundación
Terapia de Reencuentro

Los derechos de este libro irán destinados
a los proyectos de cooperación de la
Fundación Terapia de Reencuentro.

Este libro ha sido impreso con papel certificado FSC, proviene de fuentes
respetuosas con la sociedad y el medio ambiente y cuenta con los requisitos
necesarios para ser considerado un "libro amigo de los bosques".

Dedicado a Victoria Sau, una gran maestra, y a otras muchas mujeres que, como ella, nos han ayudado a transitar por esta vida con respeto, reconociendo lo que significa ser mujer en esta sociedad.

Sumario

Prólogo

Como dice aquella famosa poesía:

> Después de un tiempo;
> uno aprende la sutil diferencia
> entre sostener una mano
> y encadenar un alma,
> y uno aprende
> que el amor no significa acostarse
> y una compañía no significa seguridad, y uno
>   empieza a aprender
> que los besos no son contratos
> y los regalos no son promesas,
> y uno empieza a aceptar sus derrotas
> con la cabeza en alto y los ojos abiertos,
> y uno aprende a construir
> todos los caminos en el hoy [...].

Escribir un prólogo no es nada fácil. Representa una gran responsabilidad. Es una tarea que invita a ser realizada cuando une una gran amistad y un inmenso respeto profesional por quien lo pide. Por esta razón, usted está leyendo estas líneas.

Cuando Fina Sanz me invitó a redactar el prólogo para su penúltimo libro (sí, ha leído bien, el penúltimo, porque Fina Sanz siempre tiene nuevos proyectos con los cuales acompañarnos en el viaje del crecimiento personal), me dije a mí misma: «Sí, por qué no, aprenderé y sin duda alguna disfrutaré». Y así ha sido.

Este es un libro formado por la generosidad de un grupo de mujeres que hablan de sus vidas, sin juzgarse, sin cuestionarse y sin criticarse. Un grupo de mujeres reunidas con el único interés de hablar de ellas mismas. Sin saber, quizá, que estaban a las puertas del mundo maravilloso: el de descubrirse, redescubrirse y el de compartir sus vidas. Mujeres, que a través de sus relatos, llegarán a las vidas de tantas otras, permitiendo que vivan la vida.

Cuando las mujeres, en esta sociedad caracterizada por ser un sistema patriarcal, alcanzan una determinada edad (que no se sabe a ciencia cierta cuál es, pero que aparenta rondar los 50 en adelante), la llamada media mitad de la vida, sus vidas comienzan a dar un nuevo giro. El cambio que experimentan se singulariza por la incertidumbre, el desconocimiento y los interrogantes en torno a ¿qué he hecho de mi vida?, ¿qué se espera que haga?, ¿hacia dónde me dirijo?, ¿qué puedo hacer? Todo ello unido a la desvalorización social, a la descalificación, a ser ciudadanas de no estar en "edad de merecer". Esta etapa es una de las grandes olvidadas en la vida de la mujer. Reducida muchas veces, como bien señala la autora, a la etapa de la menopausia, momento en que se patologiza lo "natural" y se medicaliza la vida.

Fina Sanz hace una invitación a hablar a mujeres que deciden descubrir a través de sus propias vivencias esa etapa de la vida de muchas mujeres, para las que no hay orientación, ni referente alguno. La lectura se convierte en un oasis donde, acompañadas de cada una de las voces, se abren nuevos horizontes.

La vasta experiencia como terapeuta, educadora, sexóloga y psicóloga, así como sus años de compromiso con relaciones de buen trato, comenzando con el que se da hacia una misma como persona, hacen posible el logro del deseo de la autora. El deseo de «visibilizarnos como mujeres maduras, mujeres grandes, que en nuestra sociedad están en buena parte invisibilizadas o medicalizadas, cuando en otras sociedades serían consideradas mujeres sabias, o en el camino del saber».

Fina Sanz logra mediante la facilitación de un grupo, llamado Grupo de Reflexión para Mujeres en la Segunda Mitad de la Vida, que 13 mujeres hablen de cinco temas claves en la etapa que están viviendo: los cambios físicos que están notando, las vivencias o cambios emocionales, la vida sexual, la espiritualidad, y su vida social. De manera distendida logra poner sobre la mesa aquello de lo que no se habla, no se nombra y parece no existir, llegando hasta la sorpresa de la constatación de lo que se vive, la semejanza entre unas y otras y la satisfacción de quien se es. De esta forma, estos encuentros tienen un efecto terapéutico, sin proponérselo, no solo para quienes formaron parte del grupo, sino para quien realiza la lectura de cada línea del libro.

Ser testigos de cómo las vidas se van entretejiendo y con qué se queda de ellas cada una de estas mujeres es realmente fascinante. Redescubres la fuerza de la comunicación y, como bien señala la autora, a través de este libro te sientes animada como mujer a recuperar los espacios de escucha colectiva y reflexión mutua para hacer oír tu voz y recuperar tu lugar en el mundo. Un lugar de dignidad, de valor, de fuerza, de aceptación y de cambio; el lugar de la vida que se quiere tener y del que se es merecedora por derecho propio.

Mujeres, distintas, únicas y plurales. Mujeres en la búsqueda y el logro de una mayor estabilidad emocional. Mujeres enfrentándose a los duelos de la vida (hijos e hijas que se marchan para continuar su propia vida, amigos y amigas que nos dejan, etcétera), viviendo aquello que es impuesto, a pesar de las reivindicaciones (por ejemplo, el cuidado de los seres queridos), sin dejar de tener proyectos propios. ¡Mujeres comprometidas! ¡Mujeres sabias!

V italidad

I niciativa

D eterminación

A ctitud positiva

Es lo que sin duda, y a pesar de lo que la sociedad presenta, caracteriza esta etapa de la vida.

Janira, una de las participantes, se pregunta: «¿Con lo que tengo qué puedo hacer?». A lo que yo le (me) respondo: «¡todo!». La vida es una negociación con una misma y con los y las demás. Y esta etapa de la vida es la de la (nuestra) verdad, porque solemos saber lo que queremos, aquello que es negociable y lo que no lo es, nos hemos despojado de falsas vanidades y no nos da miedo presumir de quiénes somos; estamos dispuestas a vivir con coherencia los efectos de nuestras decisiones y acciones, reaprendemos a disfrutar de nuestros cuerpos, nos reímos de nuestras miserias, redescubrimos nuestra espiritualidad, nos desenfadamos con el mundo, aceptamos aquello que no podemos cambiar y seguimos luchando (con más fuerza, si cabe) por los ideales en los que creemos. Y el único pacto que estamos dispuestas a realizar y a someternos es con LA VIDA.

Por todo ello, este libro es de lectura recomendada por la certeza de que contribuirá a facilitar que las mujeres se empoderen y reconozcan su singularidad en la pluralidad.

Me gustaría finalizar este prólogo agradeciendo la oportunidad brindada y citando el párrafo con que finaliza este libro, no solo por la claridad con la que expresa el ánimo con el que fue escrito, sino porque creo que plasma aquello que la autora, a través de este grupo de Mujeres con mayúsculas, quiso alcanzar y logró.

«En el mundo en el que vivimos creemos que hay que hacer una vuelta a casa, una escucha interior para distinguir lo que es verdaderamente importante de lo que no lo es, para distinguir lo verdadero de lo superficial, para redescubrir los valores humanos que nos permitan estar más en conexión con nosotras mismas, con los demás y con el mundo que nos rodea. Porque la vida forma parte de la Vida, y todas y todos estamos interconectados. Porque queremos un mundo mejor, unas mejores relaciones. Y queremos participar en ello.»

LEONOR MARÍA CANTERA ESPINOSA
Profesora titular de Psicología Social
Universidad Autónoma de Barcelona
Barcelona, marzo de 2012

Prefacio

Voces de mujeres mayores, que se escuchan desde ellas, entre ellas y hacia el mundo. Trece mujeres mayores en sus tres espacios —el personal, el relacional y el social—, todas españolas, que bien podrían ser de cualquier otro país y cultura. Sí, porque las mujeres, a las que poco o nada se las escucha, de las que poco o nada se sabe, tienen muchas cosas en común en sus experiencias, sus vidas, sus sabidurías y conocimientos, sus necesidades, sus miedos, sus logros, sus querencias, sus cambios corporales y emocionales, su vida sexual espiritual y social.

Fina, que quiere que las conozcamos, nos lleva entre estos decires de estas mujeres que conversan sobre ellas sin limitaciones y con apertura, comunicándonos cómo van viviendo los cambios de sus cuerpos, que son aceptables, pero que hay que darles cuidados para llevar la vida mejor.

Se reunieron para encontrar en qué son diferentes y en qué son similares, para compartir, para aprender de ellas y desde ellas, y de alguna manera cumplir su deseo de hacer visible su presencia ante el mundo, y sobre todo ante otras mujeres como ellas, las mayores, las grandes, las que saben tan solo por el curso de sus vidas y lo que han dado y recibido.

Les invito a escuchar estas voces de mujeres rebosantes de energía para vivir y crear nuevos proyectos, con ganas de reencontrarse con el placer de disfrutar la vida de manera amplia y enriquecida por los efectos de compartir entre ellas lo que son, mujeres valiosas que no lo sabían y que al escucharse se sorprenden de lo mucho que tienen para ellas mismas.

Tienen su cuerpo, y los cambios que este sufre van siendo aceptados y vividos como un gran descubrimiento de lo mucho que les dio y de lo mucho que aún puede darles. Hablando, descubren su capacidad de disfrutar, cuidar y sorprenderse gracias a los cambios de ritmo en sus vidas que favorecen una visión del mundo menos agobiante y más disfrutable, que ellas viven como una ganancia.

En algunas es notable la reflexión de que sus cuerpos y sus cambios físicos no coinciden con sus mentes, que son más jóvenes, un pensamiento que al compartirlo duele menos; quieren hacer cosas, sentirse aún jóvenes, pero su cuerpo ya no responde de igual forma... y están aprendiendo a aceptarlo.

Emocionalmente han ganado confianza y son capaces de buscar soluciones más sabias y basadas en su propia sabiduría y experiencia.

Esta es una época de adioses, pero de vivir con sosiego y paz, con una sexualidad degustada como un buen vino, por ser ahora más sensual. Estas mujeres comparten consejos para sensualizar sus cuerpos y gozar la vida autoerotizándose, transformando el dolor de la resequedad de la piel, por una sensualidad lenta y suave extremadamente gozosa; es una sexualidad interior.

Nos cuentan estas mujeres que han experimentado un desarrollo espiritual en sus vidas al disfrutar estando con ellas mismas, en su soledad, que les es íntima y grata, en su tranquilidad, en su ritmo más lento, donde se encuentran muy en paz y a gusto y favorece el encuentro con su espíritu. Estas mujeres han descubierto su ser ellas mismas, más centradas y liberadas, equilibrando su interior con el exterior que las rodea. Al considerar la sexualidad como fuente de espiritualidad, comparten un mundo de sabiduría que las energetiza y enriquece extraordinariamente, y logran una consciencia de sí mismas que las hace encontrarse y ser más ellas de verdad, al tiempo que pueden comprender mejor a las personas que les rodean, socializar de una manera más solidaria, cuidándose mucho de reservar momentos para disfrutar de ellas mismas en soledad para recargarse de energía.

Con este libro, Fina nos presenta un tema poco estudiado y nos coloca ante unas reflexiones de gran profundidad, expresadas con un lenguaje sencillo y de una belleza humana enorme. Nos deja un conocimiento muy rico y sabio.

Agradezco a estas 13 mujeres que hayan hablado con tanta riqueza y que hayan querido compartir su sabiduría con el mundo.

SELMA GONZÁLEZ SERRATOS
Profesora del Programa de Sexualidad Humana
de la Facultad de Psicología de la Universidad
Nacional Autónoma de México

Presentación

Valencia. Un grupo de mujeres en torno a los 60 años nos reunimos en una sala de la Fundación Terapia de Reencuentro (FTR)[1] con el objetivo de hablar de nosotras mismas, de escucharnos y escuchar a las otras. Queremos conocer qué pasa en la vida de las mujeres en un periodo que hemos llamado la *segunda mitad de la vida*, que intuíamos que era un periodo de conocimiento y recapitulación de experiencias

A pesar de que algunas de nosotras estábamos muy vinculadas al movimiento de mujeres, sentíamos que ni tan siquiera allí habíamos escuchado o leído mucho al respecto. Sí que hay libros sobre la menopausia, pero ¿el sentir de las mujeres de esa etapa de la vida se reduce a la menopausia?

Queríamos tener un espacio para hablar de cómo nos vivimos, qué nos ocurre, cómo percibimos nuestra vida y el mundo que nos rodea. Queríamos saber si también a las demás mujeres les pasaban cosas similares o no, qué les ocurría,

---

1. La FTR es una entidad sin ánimo de lucro, creada en el año 2000 en Valencia, para el desarrollo humano (www.fundacionreencuentro.com). Realiza cursos, charlas y proyectos de cooperación internacional.

cuáles eran nuestras diferencias o similitudes, qué podríamos aprender las unas de las otras.

Había un deseo de visibilizarnos como mujeres maduras, mujeres mayores, que en nuestra sociedad están en buena parte invisibilizadas o medicalizadas, cuando en otras sociedades serían consideradas mujeres sabias, o en el camino del saber.

En la FTR, como parte de sus actividades, se realizan también talleres, algunos a propuesta de quien los ofrece y coordina, otros a demanda de algunas personas. Entre los talleres realizados a lo largo de todos estos años ha habido algunos en el área de la mujer, generalmente por el interés de crear espacios puntuales de escucha para las mujeres y tratamiento de temas poco trabajados.[2] Pero lo hablado no quedaba recogido, y la experiencia no pasaba a registrarse y guardarse en un archivo, por lo que no se podía utilizar como conocimiento para otras personas.

En esta ocasión, me propuse coordinar lo que llamé Grupo de Reflexión para Mujeres en la Segunda Mitad de la Vida. Propuse la segunda mitad de la vida, parafraseando a nuestra amiga Sara Olstein, para ver qué mujeres se sentían identificadas con ese periodo vital en el que empiezas a recapitular. Esperaba que vinieran mujeres en torno a los 60 años, aunque la vivencia de estar en esa segunda parte de la vida es

---

2. Se han hecho grupos de reflexión de mujeres sobre diferentes temáticas: relaciones entre mujeres, vivencias de mujeres lesbianas o bisexuales, etc.

muy subjetiva y, como se verá, acudieron también mujeres en la década de los 50.

La convocatoria era abierta, y la propuesta que realicé era muy concreta: hacer cinco sesiones de reflexión, de dos horas cada una, que abarcarían cinco temáticas distintas de la vida de la mujer y, concretamente, de nuestras vidas: los cambios físicos que estábamos notando, las vivencias o cambios emocionales, nuestra vida sexual, nuestra espiritualidad y la vida social que teníamos.

Las mujeres que acudieron fueron diversas, algunas se conocían y eran amigas, otras no se conocían; también las profesiones eran distintas: salud, educación, servicios, jardinería, trabajo social; había casadas, solteras, divorciadas, con pareja, sin pareja, con pareja de hecho, o de distintas opciones sexuales. La nota común a todas ellas era pertenecer a un rango de edad y también que habían hecho en mayor o menor medida un trabajo de desarrollo personal y, por lo tanto, sabían lo que era hablar desde lo personal, desde la escucha interior y el respeto en ese espacio del sentir de la otra persona sin juzgar ni criticar.

El primer día acudieron dos mujeres que no acudirían a las reuniones posteriores. Una de ellas, María, que estaba de paso por Valencia cuando se inició el grupo, fue invitada expresamente a participar, aun sabiendo que no asistiría al resto de sesiones porque vivía en otra ciudad a mucha distancia. La otra, Victoria, tuvo un problema de incompatibilidad de horarios y no pudo seguir.

Como organizadora del grupo justifiqué el interés de la realización de esa convocatoria, expuse las condiciones para la reflexión grupal —ya lo había hecho de manera individual a quienes quisieron participar—, insistí en aprovechar al máximo las dos horas, de modo que todas tuviéramos el tiempo necesario para intervenir, y en que fuéramos concretas, y recordé que iniciaríamos y concluiríamos las sesiones puntualmente. En las siguientes sesiones fui recordando cada día el tema propuesto. Planteé el doble objetivo que pretendían las reuniones: el interés que podría tener para cada una de nosotras poder hablar y ser escuchada, así como el interés de conocer más el mundo de las mujeres en una etapa poco investigada.

Propuse hablar por turnos en las reuniones, durante tanto tiempo como necesitáramos, exponiendo nuestro pensamiento y nuestras emociones. Cuando tomáramos la palabra, tomaríamos a su vez una grabadora para que todo quedara registrado. Una vez que una de nosotras acabara su exposición, pasaría la grabadora a la compañera de la derecha, y así hasta completar el círculo. Todas las mujeres tendrían su espacio para hablar y para ser escuchadas. Al finalizar una ronda de intervenciones, cualquier persona del grupo podría hablar sin orden y cuando desease, pidiendo la grabadora y cediéndola, y ahí se podía iniciar un debate. En ocasiones, tras la exposición de una de las mujeres surgía algún comentario de otras, pero generalmente breve, porque solo cuando todas acababan de hablar se iniciaba más ampliamente el diálogo.

La grabadora era un elemento simbólico del poder de la palabra, palabra que era importante; todas las palabras eran importantes porque eran el sentir de las mujeres, por eso había que escucharlas con respeto y también, posteriormente, tener la posibilidad de interrogar o interrogarse, discrepar o complementar lo dicho.

Esta metodología estaba inspirada, por una parte, en otra similar que se utilizó en una convocatoria internacional de Mujeres de Negro para la Paz en Novisat,[3] tras la guerra de los Balcanes, a la que asistimos también las Mujeres para la Salud y la Paz de Valencia. Y, por otra, en algunas reuniones o asambleas de tradiciones antiguas, donde quien habla utiliza un bastón de mando, y el bastón es como un mediador que da la voz y el lugar en el grupo. La estructura era horizontal.

En cuanto a las participantes, ¿cómo nos presentamos el primer día? Nos sentamos en círculo, y no hubo una presentación formal previa. Simplemente dijimos nuestros nombres, y, sin más, la primera persona que quiso hablar tomó la grabadora y empezó la sesión. Por eso, en esa primera reunión, escuchamos que cada una dice su edad —seguramente consideraban que este era un dato importante, pues justificaba su pertenencia al grupo—. La profesión, el estado civil o circunstancias vitales de las partícipes las fuimos descubriendo a lo largo de los encuentros.

Iniciamos esa primera reunión con una mezcla de inquietud y excitación. Intuíamos que íbamos a hablar de aspectos íntimos quizá nunca comentados ni con las amigas ni, por supuesto, ante personas desconocidas. ¿De qué hablaríamos?,

---

3. Ciudad de la ex Yugoslavia.

¿cómo nos sentiríamos? Pero a su vez, las mujeres venían con la confianza que inspiraba la convocatoria; todas me conocían y conocían la FTR.

De esa inquietud del primer momento se pasó fácilmente a un ambiente de complicidad y seguridad. El nivel de confianza creció día a día, teníamos ganas de vernos semanalmente y sentíamos curiosidad por lo que iba a salir de esos encuentros, sobre lo que íbamos a hablar. Nadie lo sabía, no había nada preparado ni premeditado. Saldría lo que realmente sintiéramos, pero... ¿qué? El ambiente fue en todo momento cálido, respetuoso e íntimo, con mucha espontaneidad. Y nos reímos, nos reímos mucho, desdramatizándonos con los diálogos. También hubo llantos.

Nadie sabíamos qué iba a resultar de aquello. Cuando quise organizar este grupo, nunca pensé en que lo que dialogáramos podría servir de base para un libro. De hecho, el interés que tenía y que compartía con dos amigas que participaron era escuchar a las mujeres y registrar el diálogo, que no se perdiera. Y, a partir de ahí, ver qué decíamos. No tenía ningún objetivo terapéutico, aunque todo grupo de escucha puede tener un efecto en ese sentido. El objetivo fundamental era escuchar la voz de las mujeres en este periodo de vida en el que, sin ser jóvenes, tienen una energía especial, no han entrado en una vejez dependiente, sino que gestionan su vida, tienen ilusiones y proyectos.

Transcribir las cintas, volver a escuchar las voces de estas mujeres me ha permitido revivir el placer de compartir el conocimiento, la emoción y la risa.

Este es un libro que sale del corazón y el vientre de unas mujeres que hablan de manera fresca, espontánea, directa y concreta. Habla de las ilusiones y las desilusiones, de las alegrías, los miedos, los descubrimientos, la autopercepción, y de su visión del mundo visto con nuevos ojos. Mucho es ya el tramo vivido y recorrido; ahora toca recoger el conocimiento de la experiencia.

Cuando propuse sintetizar los diálogos en un libro, pedí a las mujeres que participaron en esta experiencia que elaborasen una pequeña presentación para que quienes las leyeran pudieran identificarlas fácilmente. No obstante, los nombres que aparecen son ficticios. Estas son las *presentaciones* que han querido mostrar de ellas mismas; como se verá, son poco formales, a diferencia de las presentaciones académicas:

BÁRBARA: profesora y terapeuta de 66 años. Soy amante de la danza, la fotografía y el teatro como factor de cambio. No puedo vivir sin la música y sin el sonido de los grandes árboles, esos que dan sombra, o sin oler la tierra o el vino. Vivo en pareja.

ISABEL: terapeuta y formadora de 63 años. Mediterránea y ciudadana del mundo. La vida me ha colocado en un periodo social y personal que he vivido con intensidad. He tenido la experiencia de tres parejas y actualmente vivo sola y me acompañan mis animales y la amistad de la gente que quiero y me quiere.

CELIA: tengo 56 años. Trabajo en la sanidad pública, en atención primaria. Tengo una hija y un hijo, que ya han creado su propio hogar. Aún no tengo nietos, aunque me encantaría. Estoy casada desde hace 34 años con el mismo hombre, con el que desearía envejecer.

SALOMÉ: enfermera de 56 años, totalmente independiente desde la mayoría de edad. Trabajo en la sanidad pública. Soy una orgullosa madre soltera con un hijo con un excelente desarrollo físico y emocional. Gran amante de los animales, a los que adoro por su lealtad y nobleza.

MARGARITA: mi profesión me mantiene arraigada a la tierra, soy agricultora. Cuando tenía 10 años vine a Valencia. Con 14 años comencé a trabajar. Aunque desarrollo una tarea dura, amo profundamente lo que hago, mi profesión me mantiene arraigada a la tierra. Tal vez este sea uno de los motivos por los que el factor de referencia en mi vida haya sido y siga siendo la resistencia. No concibo la vida sin compromiso, un compromiso que sirva para que la vida pueda ser mejor para todas y todos. Mis amigas tienen un gran protagonismo en mi vida, sin ellas me hubiese desorientado muchas veces. Mis dos hijos me enseñaron a comenzar el día dibujando una sonrisa.

BLANCA: nacer en Marruecos y pasar mi primera infancia en una cultura completamente diferente me ha marcado mucho. Me trasladé a Madrid, ciudad que añoro, que me acogió con los brazos abiertos. Vine a Valencia, donde me casé y tuve a mis hijos, que han sido el motor de mi vida. En estos momentos, divorciada y con mis hijos independientes, el sentido de mi vida lo encuentro en la cultura. Soy esteticista y administrativa.

PEPA: 63 años. En la tercera parte de mi vida asisto a mi propio renacimiento. Mis padres murieron, mis hijos crecieron, pasó mi vida laboral y viajo acompañada de todo aquello que la vida me ha regalado, dispuesta siempre a aprender, sobre todo a vivir. Por el momento, pocas cosas me son indiferentes.

MARÍA DOLORES: soy mujer. Mi nombre es María Dolores y tengo 62 años. A los 11 empecé a trabajar en una empresa de textil, a los 24 me casé, a los 25 fui madre y 10 años más tarde me divorcié y enviudé.

Siempre he sido de izquierdas, militante activa; en la actualidad continúo siendo de izquierdas, pero no milito. Estoy jubilada desde hace 12 años por incapacidad permanente. Los últimos trabajos que tuve estuvieron relacionados con temas de asuntos sociales.

Desde hace dos décadas vivo en pareja con una mujer. En esta etapa de mi vida he podido encontrar la paz interior. Me siento orgullosa de esta relación, y día a día doy gracias por estar en la situación que me encuentro y por querer crecer cada día y que todas las mujeres podamos ser *mujeres de ojos grandes*.

Janira: soy terapeuta. Tengo 63 años. Una hija. Un novio —como me gusta llamarle— con el que vivo desde hace 32 años. Un trabajo que me gusta mucho. Vivo en una casa con jardín donde paso el tiempo que puedo cuidándolo; también tengo un pequeño huerto. Desde hace 4 años soy abuela adoptiva de una niña y en 2012 seré abuela biológica de un niño. No cambiaría nada de lo vivido, ni siquiera las épocas duras y amargas. He llegado hasta aquí por el conjunto de todo lo que me ha pasado en la vida. Me siento afortunada por todo lo vivido y conseguido.

Candela: soy enfermera y tengo 59 años. Como mujer y madre he tenido experiencias muy bonitas. He sido feliz, he sufrido y amado, he vivido intensamente todo aquello que el destino ha puesto en mi camino. Trabajo en un hospital desde muy joven, me gusta y disfruto con todo lo que hago. Soy solidaria, y esta faceta me da serenidad y también ha hecho que tenga otra mirada de la vida muy gratificante.

Rosalía: soy una mujer alegre y pragmática, con cuerpo menudo, rostro afable y mente abierta. Tengo 55 años y desde muy joven me he movido para buscarme la vida, superarme y avanzar. Trabajo en un centro de salud y hace bastantes años que vivo sola, teniendo la amistad cimientos sólidos en mi vida. Mis manos son cálidas y mi corazón apasionado, me ilusiono fácilmente y disfruto de la naturaleza, de las pequeñas cosas, de la belleza, del humor. Amo la vida y trato de vivirla con sencillez, responsabilidad y respeto.

VICTORIA: llegué a Valencia hace mucho, mucho tiempo, casi 35 años. Lo primero que me fascinó de esta tierra fue la luz, la desinhibición de la gente, la sensualidad que se respiraba en el ambiente. Aquí he encontrado a mis mejores amigas, ellas son mi sustento y mi apoyo. Y ellas me han ayudado y acompañado en todo mi recorrido, en mis ilusiones y decepciones, separaciones, encuentros, alegrías. No entiendo la vida sin ellas y me siento afortunada de sentirme amiga de mis amigas.

MARÍA: ser una mujer no depende solo del formato. A mis 54 años me considero una mujer, una mujer estupenda, además. Llevo toda mi vida buscando encontrarme con mi mujer y manifestarla. Ahora me tengo; sigo descubriéndome, pero me he encontrado.

El budismo ha sido un excelente guía; el Zen, concretamente, mi vía. Recibí la ordenación completa de monja Zen; soy lo que se denomina una *unsui*, que significa "nube y agua". En otro orden de cosas, me he casado tres veces. Y conocerme, averiguarme y acecharme ha sido mi verdadera pasión. Ahora creo que algo ha salido bien de verdad.

Estoy viendo mis sueños haciéndose realidad de una forma impensable, mágica y confortable para todos los seres. Las distintas facetas de mi vida, dónde quiero vivir, con quién, a qué quiero dedicarme, se van equilibrando, y creo que nunca me he sentido más sensitiva, más amorosa y más a gusto conmigo misma.

La vida es un proceso que disfruto porque me siento una aprendiz, porque valoro el juego como elemento básico y porque confío en que todo está bien, a cada instante, así como está.

Me encanta ser una mujer en este tiempo. No he tenido hijos, pero me siento abuela ya. Tengo un cuerpo estupendo, elástico y fuerte, y me encanta sentir que soy paciente con la vida y que he alcanzado la sabiduría de ver pasar los ciclos.

Con este libro queremos animar a las mujeres a recuperar los espacios de escucha colectiva y reflexión mutua para hacer oír su voz y recuperar su lugar en el mundo.

También queremos animar a los hombres a escucharse a sí mismos y a escuchar a las mujeres. De esta forma pretendemos contribuir al diálogo, la escucha mutua y la compresión.

FINA SANZ

1. Cambios físicos

Hoy empezaremos por los cambios físicos que notáis en este periodo de vuestra vida...

Salomé: Me siento vieja, fea y gorda (*llanto*), pero ya no fumo. Tengo la menopausia desde hace 10 años. No duermo bien, cuento todas las horas del reloj, aunque ahora ya las cuento cada dos horas. He tenido ocho intentos de dejar de fumar, lo que me ha supuesto que he engordado muchísimo, 30 kilos. Pero... ¡lo he conseguido! En la menopausia se engorda enseguida, pero se pierde con mucha dificultad. No me encuentro bien conmigo misma por eso.

Vivo muy mal que me vean vieja. Un día estaba en un bar —ahora me río, pero en ese momento no me hizo ninguna gracia— y pedí un azúcar para el café; entonces la camarera me lo trajo junto con una cajita con colorines y me dijo: «Esto para sus nietecitos». Me sentó fatal. Me llamó vieja. Me sentí muy mal. Y eso me ha pasado en otras ocasiones. Tendré que ir aceptándolo y trabajármelo. Tengo 55 años, y en la próxima reunión 56.

BLANCA: Me he roto el brazo en la menopausia. Me caí, ya sabía que tenía osteoporosis y no quería tomar medicación, porque tiene muchos efectos secundarios, y aquí estoy. Es la primera vez que me rompo algo. Sí que he notado, ahora de golpe, al romperme la muñeca, el deterioro de los huesos con la edad.

Tengo 55 años, no me preocupa mucho. Me siento bien. Tengo la menopausia desde los 47, pero no tengo sofocos y duermo mejor que antes. Me siento mucho mejor ahora, sobre todo emocionalmente. Otras cosas: la vista, no veo de cerca, pero veo. He perdido un poco de energía, duermo muy bien. He engordado un poco, la tripita se me ha engordado.

JANIRA: Tengo 62 años. Echo de menos algunas cosas, como mi estupenda melena larga y rizada. Antes me ponía gomina u otros potingues para controlarla un poco, ahora es lo contrario me los pongo para darle volumen. También echo de menos la talla 40, he subido varias tallas y me cuesta encontrar pantalones adecuados a mi poca cintura comparada con mis estupendas caderas. Supongo que es el resultado de la menopausia, que me gusta comer más y el hipotiroidismo que me ha salido al dejar de tener el periodo. Voy engordando "lenta pero segura".

Estoy adaptándome a lo que llamo las dependencias, y eso que tengo buena salud. Dependo de las gafas si quiero ver algo con detalle o leer, y ya me meto en la ducha con ellas, lo cual me parece grave. También dependo de dos pastillas para compensar el hipotiroidismo que se me alteró con la menopausia.

Con el peso, cuando me agobio me pregunto, utilizando una frase que me gusta mucho: «¿Con lo que tengo qué puedo hacer?». Respuesta lógica: «Comer menos». Entre que soy de la escuela de "en los platos no se deja nada", que me gusta comer y que lo encuentro casi todo bueno, me resulta duro, pero intentaré mantenerme con la talla que tengo desde hace dos años.

Empiezo a reconocer que he perdido energía, que me canso más al hacer las mismas cosas que hacía antes. Otra cosa que me reconozco es que he aumentado la guasa y estoy más tranquila. Antes era más "justiciera", ahora soy más guasona e irónica, y me río más. Creo que, como me decía el otro día una amiga, hablando de estas cosas, «le ha llegado el descanso a la guerrera».

Una de las cosas que decía mi madre era: «Mientras va el carro, hace ruido», así es que voy a engrasar el mío para que, aunque vaya lento y se queje de vez en cuando, funcione lo mejor posible.

También me río mucho más que antes; siempre he sido alegre, pero un poco contenida, y ahora no. De momento, mi carro va bien.

MARÍA: No sé si estoy en la segunda mitad. Tengo 53 años. Pertenezco a un grupo de mujeres, y dentro de ese grupo hay una conciencia de la edad; el grupo de las menopáusicas, las mujeres a las que se les ha retirado la regla, somos las que estamos en el clan de la libélula, como dice la gente indígena.

Hace un año asistí al parto de una amiga de 30 años; ella quería que fuera, así que desde entonces soy la abuela y estoy encantada de serlo. No he tenido hijos, así que la que tengo es una ahijada.

Llevo el pelo blanco ya desde hace muchos años. Eso es por parte de padre.

La regla no la tengo desde hace tres o cuatro años, pero sí me aparecen los sofocos típicos. Para eso tomo aceite de onagra en algunos momentos, también he tomado fitoestrógenos, que igualmente me han ido bien. Sin embargo, no los tomo todo el tiempo, sino de tanto en tanto, porque no me gusta estar siempre tomando cosas.

A nivel corporal sí que noto que el cuerpo me ha cambiado. Sin embargo, dado que soy una persona que ha trabajado mucho con el cuerpo, tengo elasticidad y todavía me siento muy bien, aunque la verdad es que estoy viviendo de esas rentas. Me miro y digo: «¡Vaya cuerpo que tengo!», porque sin hacer nada todavía puedo moverme con mucha facilidad, aunque es verdad que noto las articulaciones.

Hay días, semanas y meses que me siento vieja y me pregunto qué me está pasando..., y de pronto me pongo en orden a mí misma y me digo: «Voy a volver a mi macrobiótica, que me viene muy bien, y se me van los dolores». Con eso, lo que quiero decir es que a veces le echamos la culpa a los años o a la vejez, y no es así; si no me he cuidado durante todo este tiempo, tomo más sal de la cuenta o no controlo la comida, tomo mucha harina, como pan..., pues me hincho, engordo. Así que luego me digo: «¡A comer arroz integral!», y me pongo como una sílfide en dos semanas. No es una cuestión de régimen, se trata de utilizar unas herramientas que conozco bien. Yo llevo mucho tiempo con *macro* [macrobiótica], y me parece que tiene buenos recursos. Que dicen que los lácteos son buenos para la osteoporosis, pues yo creo que no, que funcionan más otras cosas; que tengo acidez, pues es que el azúcar blanco me lo genera. Cada una tiene que ver cómo le sientan las cosas.

Yo me miro al espejo y no me importan las arrugas. Siento que hay una compensación, como muchas de vosotras habéis dicho. Para mí la hay. Cierro los ojos, y me siento dentro de otra manera a como me veo por fuera, y me digo: «¡Qué guapa estás!». Es evidente que no tengo la cara de hace 30 años, ni de hace 20. Pero tampoco la quiero tener.

Físicamente he pasado por historias fuertes, pero en mi caso algo que me funciona para mi propia felicidad es la aceptación: la aceptación de la edad que tengo, del momento de vida. ¿Que tengo menos elasticidad? Pues la verdad es que no tengo la constancia de caminar todos los días ni de relajarme y estirarme, pero no me engaño, no quiero tirarle la culpa a los años, prefiero mirar de frente y darme cuenta de que no hago los ejercicios o estiramientos que podría hacer, y que cuando los hago me siento mucho mejor.

También he dejado de fumar hace un mes. No me ha costado dejarlo. He recibido mucha ayuda. Tomo unas bocanadas de aire…, y cuando siento que tengo el pecho cargado, sé que es por el tabaco y los lácteos, y como más hoja verde. Me siento muy triunfadora con esto de haber dejado de fumar. Te apoyo (*se dirige a Salomé*). Sí, porque para mí esto tiene que ver con una dosis de libertad interna y de coherencia que yo necesitaba, para poder transmitir a la gente joven otras cosas. Si les estoy hablando de respirar, ¿qué hago yo fumándome un cigarro desesperada? No tendría el peso suficiente, no podría hablar de ello. Así que el dejar de fumar me ha ido muy bien.

Si soy leal conmigo misma, no puedo echarle la culpa a los años de nada, ni de la gordura, ni de los kilos, ni de la falta de elasticidad, ni del ahogo..., porque es mi sedentarismo; me apetece más sentarme delante de la tele que hacer estiramientos o dar un paseo.

PEPA: Tengo que 'superar esto, tengo miedo escénico (*dice cuando se le cede la grabadora para que hable*).

Una vez me dijeron una frase de la que me acuerdo en este momento y era que, a partir de los 50 años, cuando te levantas por la mañana y no te duele nada, es que estás muerta. Eso lo aplico bien a mi vida cotidiana. Mi hija es médica, y cuando le digo que me duele aquí o allá y le pregunto por qué, cómo es posible, me responde: «Mamá, porque el cuerpo no está preparado para vivir tantos años». Creo que tiene razón.

No es que me sienta gorda, ¡es que soy gorda! El otro día estaba mirando un vídeo de hace 10 años en el que salgo y viéndome me dije: «¡Es que estás gorda!». Soy gorda, llevo mucho tiempo así. Además, una vez me puse delante del espejo y me vi el mismo cuerpo de mi madre a los 80 años solo que yo tenía entonces 51. Esa era la diferencia. A partir de ahí me vivo con este cuerpo. ¡Qué le vamos a hacer!

Efectivamente, entre los cambios físicos que observo me doy cuenta de que no tengo elasticidad; me cuesta abrocharme los zapatos porque tengo barriga. Por supuesto que sé que tengo que vivir con eso, aunque sé que es una asignatura pendiente. Tengo que perder peso, y realmente eso es lo que me queda por hacer.

Yo también he dejado de fumar hace dos años y medio y no he vuelto a fumar nunca más. He tenido suerte. No engordé 10 kilos porque dejara de fumar, lo que pasa es que me he dedicado a hacer una vida muy cómoda y fácil. Hago poco ejercicio y se me han ido acumulando los kilos y el peso. Pero cuando me veo la cara en el espejo, me veo la misma cara de hace 30 años. Me veo igual y la gente me lo confirma cuando me dicen: «¡Pero si no tienes ni una arruga!». Me miro. Y me veo bien. Incluso me siento mejor porque me percibo con más vitalidad. Creo que cada vez estoy más guerrera (*risa*), no me refiero a lo del descanso del guerrero, sino a que voy a estar más guerrera. Y es que me sale de dentro. Soy un volcán y tengo que intentar contenerme porque ya me estoy pasando... Y eso es algo que me aporta esta etapa.

He tenido la suerte de no "enterarme" de la menopausia. Tuve una operación en el año 98 y a partir de ahí dejé de tener la regla. Cuando fui a visitar a la ginecóloga, me dijo: «Sus ovarios están muy sequitos». Y pensé: «¡Qué grosera! ¿Cómo se puede hablar así a una mujer?». Pero no me he enterado de nada más. No he tenido ni sudores ni nada. O sea, que me he librado de todo eso.

A mí esto de la segunda mitad de la vida me ha atraído muchísimo siempre en relación con las crisis, aunque creo que eso de la segunda mitad de la vida no es del todo correcto porque considero que hay más etapas. Yo tengo una etapa hasta los 20 años, otra de los 20 a los 60 y otra, la de los 60, que es la que tengo ahora. Y como siempre, nadie te ha contado lo que te va a pasar en esta etapa. Se dice que es un tiempo para hacer cantidad de cosas que no has hecho nunca, pero yo cuando me pongo a buscarlas no las encuentro. No sé qué tengo que hacer que no he hecho nunca. Pero el único miedo que tengo es que mi cuerpo me impida hacerlo. Ya tuve un toque muy fuerte al hacer un viaje a Madrid, en donde con tantas cuestas de subir y bajar, llegué con la rodilla fastidiada y me di cuenta del riesgo, porque una lesión en la rodilla te impide andar. Por lo demás, como siempre, es una nueva etapa a descubrir. Creo que cada etapa de la vida nos va dando algo diferente y no sé qué es, pero lo busco siempre.

Como estamos hablando de los cambios físicos, lo que sí lamento es no poder correr; me gustaría mucho subir a las montañas y ya no puedo hacerlo; las veo de lejos. La vista no se me ha afectado porque llevo gafas toda la vida. El oído cada vez lo tengo más fino, y con la edad se me está agudizando. Físicamente, creo que con lo del peso ya tengo bastante, es un cambio sustancial.

CELIA: Tengo 56 años y tuve mi última regla hace seis, y físicamente —que es de lo que hablamos hoy— ha habido varias cosas: una son los sofocos. Al principio era muy molesto porque los sofocos me despertaban por la noche, sudaba; sudaba en el trabajo... Era: ahora me quito ropa, ahora me pongo ropa... A mí me contaron que los sofocos se pasaban pronto, pero esto no se pasa, porque ya llevo 10 años con sofocos, desde antes de que se me fuera la regla. La verdad es que se han amainado bastante y ahora son bastante tolerables, solo los tengo de vez en cuando. He descubierto que el abanico es un gran invento, yo voy a todos los lados con el abanico.

Me negué en todo momento a medicarme, pienso que es una etapa de la vida que la tengo que pasar. No quiero medicalizarla, como tampoco quise hacerlo en el parto de mis hijos, que fueron naturales. Soy contraria a medicalizar las fases de la vida de la mujer, que es uno de los problemas que hay con la menopausia. Y ahora con la osteoporosis, ni os cuento, ¡todas las mujeres se tratan de osteoporosis! Concretamente, me he hecho una densitometría que me ha salido bastante regular. Iremos viendo.

Yo siempre he sido un asquito para comer, y ahora todo me sabe buenísimo, disfruto comiendo y lo encuentro todo buenísimo, y eso es un problema porque con la menopausia tengo tendencia a engordar. Aunque, más o menos, me defiendo, 3 kilos arriba o abajo, y voy controlándolo.

Lo que más noto físicamente en este momento de mi vida es la disminución de la energía. Me canso, no pasa nada, pero es así. Antes por la mañana trabajaba, por la tarde una reunión, por la noche después de cenar aún me preparaba una charla. Y ahora trabajo, llego a casa, me tumbo un rato a ver la tele, y a las seis de la tarde, hablamos...

Esa es una realidad que es diferente, antes esto no me ocurría. Ahora ceno y después de cenar muchas veces me duermo. Conclusión: se ha acabado el ir al cine después de cenar porque tanto mi pareja como yo nos quedamos dormidos. Antes salías a cenar por ahí y te quedabas hasta las dos o las tres; ahora a las 12 empiezas a mirar el reloj. Si estás en tu casa, vas y te acuestas, pero como estés en casa de alguien... Subo al coche, de copiloto, y me duermo. Tengo tendencia a dormirme, aunque, sin embargo, las noches me resultan un poco pesadas... Antes, por los sofocos me despertaba empapada de sudor. He llegado a un acuerdo con mi pareja y es que dormimos a capas. A mí me entra el calor: me quito la capa; me da frío, me la pongo. Y así uno no incordia al otro. Porque ha habido que negociar el tema de la temperatura corporal, cosa bastante importante en estos momentos de mi vida, pues la sensación de calor a veces es un poco desagradable para mí.

Y con la falta de energía pasa un poco lo mismo: me voy dosificando. Estoy aprendiendo a no pelearme contra lo que me está ocurriendo, sino a aceptarlo, con lo cual, si necesito descansar después de comer, descanso después de comer; y si tengo que dosificarme las salidas, las dosifico, si no puedo ir al cine después de cenar, pues no voy; si tengo que dar un paseo y me agoto, pues camino menos rato.

Pero he de reconocer que esa falta de energía a veces es un poco frustrante. Pienso en lo que hacía antes y digo: «Pero ¿cómo podía yo antes hacer todo esto?». Y ahora es imposible. Y ahora tengo que acoplarme a esa realidad: quedar más con la gente a mediodía y menos para cenar; no se me ocurre hacer un viaje en una tienda de campaña, yo viajo siempre con mi almohada, porque he descubierto que mis cervicales me lo agradecen, así que me la meto en la maleta y voy con ella. Y voy con todas las comodidades del mundo que puedo, dentro de mis posibilidades, porque me doy cuenta de que luego pago un precio. Lo que antes hacía, ahora me supone un exceso, así que me acoplo a hacer un poco menos a todos los niveles.

Porque, además, las minusvalías que van apareciendo se quedan. ¿Qué tienes un problema en la rodilla? Pues ya para siempre. ¿A cambio? Pues yo tenía unos dolores infernales de cabeza por el tema de la regla y ahora que se me ha ido la regla no he vuelto a tener jamás un dolor de cabeza. El no tener la regla lo encuentro comodísimo en este momento de mi vida. Pero me toca ponerme lubricante vaginal para poder tener relaciones sexuales. Es una de cal y una de arena.

Tengo el pelo blanco. Esa es una de las cosas que me queda por aceptar; si lograra aceptarlo, me dejaría el pelo blanco, sin teñir. Me veo la cara, me veo arrugas, se me caen los párpados... Es lo que hay. No voy a enloquecer a quitarme cosas y operarme. En verano los pies se me hinchan. ¡Yo qué sé! Pero bueno... Me siento diferente en estos momentos de mi vida, con todas las cosas que os he contado, pero me siento a gusto. Y doy gracias porque lo puedo contar. Yo tengo amigas operadas por cánceres diferentes, y gente de mi edad muy enferma, o que ya se ha ido, entonces soy una mujer afortunada porque tengo la salud bastante buena.

Además, hay una pérdida, pero también una ganancia: yo estoy por las tardes en mi casa y un ratito de paseo, un ratito de estudio, un ratito de conversar, un poquito de tele, leo un rato. ¡Genial! El ritmo es lo que ha cambiado. Mi forma de vivir antes era un poco el desquicie, el agobio, y ahora me agobio la mitad de la mitad. Si hago, bien, y si no, también. Como no tengo que demostrar nada a nadie, ni pasar ningún examen, considero que la gente me quiere, y quien no me quiere ¡qué se fastidie! ¡Y ya!

Entonces digo: «¿Ahora esta reunión? ¡Menudo rollo! No se me ha perdido nada». He limitado mucho, elijo mucho más los sitios a los que voy y a los que no voy. Pero esto no lo vivo como una pérdida, sino como una ganancia.

Entonces, intento acoplarme a mi realidad, respetar esta época que por muchas otras razones es genial, es una época muy bonita. Y no me va mal, no me va nada mal. Tienes que renunciar a cosas. Es un poquito menos, pero más calidad, más elegido.

MARGARITA: Yo tengo 56 años. Comencé con la menopausia a los 47, y el primer recuerdo que tengo de esto fue una noche en donde me surgió un gran sofoco, sudor, y lo que sentí fue una soledad muy grande. Desde entonces he ido diciendo adiós a la vista, he perdido bastante. Y poco a poco también voy diciendo adiós a otras cosas.

Me han aparecido dolores en los pies, en las manos y no lo llevo muy bien. Lo he hablado con el médico, pero no hay una auténtica escucha. Te dice: «Bueno, ¿qué esperas?». Y te hace sentir que lo que estás diciendo no tiene importancia.

En esta etapa de estos adioses me siento un poco sola a veces; siempre me sentí muy bien acompañada por mis amigas, pero en esta ocasión ellas son más jóvenes que yo y no puedo compartirlo. Y me gustaría mucho poder compartir con ellas también estos cambios: esta celulitis que se va amontonando, la barriguita que te va apareciendo... Echo de menos ese acompañamiento que siempre tuve. Pero, bueno, no estoy pensando todos los días que esta es una nueva manera de vivir; pero lo voy llevando mejor, adaptándome, aunque a pesar de todo sintiéndome un poquito sola también.

MARÍA DOLORES: Yo cumpliré 62 este año, y siempre he sido muy exagerada. Cuando era niña, me tocó ser mujer; cuando tenía que ser mujer, me negaba a crecer, y a partir de ahí empecé a vivir intensamente porque pensaba que para que se me quisiera tenía que ser la mejor en todo.

Empecé a engordar —es una teoría mía, estoy convencida— cuando ya físicamente no podía con la carga de la vida. Empecé a engordar —«Me hago más grande y a ver así quién se mete conmigo»—. Eso duró varios años, y pasé de llevar una vida muy activa, y de decir que no me pasaba nada, a empezar a enfermar.

Mi valoración actual: yo siempre he sido muy activa, no sabía disfrutar de lo que era la pasividad. A la fuerza tuve que aprender a ser pasiva. Me costó bastante, pero también ha resultado un descubrimiento muy importante, porque esa pasividad me ha llegado en el momento en que más necesitaba paz interior, y la he podido encontrar a través de la pasividad.

Sé que estoy gorda, pero hago deporte: todos los días hago una hora de natación y una hora de *spa* con la sauna correspondiente. Si no lo hiciera, pesaría 20 kilos más.

Soy diabética. Tengo glaucoma. En un año de no usar gafas pasé a tener siete dioptrías, y sin poder encontrar un remedio. Ahora está controlado. Tengo reuma en las articulaciones, llevo prótesis de rodilla y de fémur, y seguramente me tendrán que poner también el fémur y la rodilla derecha más adelante.

¿Qué es lo que siento en estos momentos? Por una parte, disfruto de estar sola, y disfruto de decir que no. Lo que añoro es tener una relación más fluida con alguna persona querida con quien me gustaría compartir lo bien que me siento con mi pareja, lo a gusto que estoy.

A pesar de todas las enfermedades, no cambiaría este momento de mi vida por la vida anterior. Siempre se lo digo a mi pareja: si me pasara algo más, que estuviera tranquila, porque mi objetivo era encontrar la paz interior y la tengo, lo cual me genera mucha satisfacción.

He hecho tantísimas cosas que solo recordarlas ya me agota.

Dentro de las pérdidas que tengo, como por ejemplo las muelas, que me las puse fijas, intento sacar continuamente lo positivo de las cosas. A ver, si esto me hubiera pasado hace 20 años, no me las hubiera podido pagar, no hubiera podido gastarme el millón y medio de pesetas (9 000 euros) que me ha costado el ponérmelas. O, si no fuera por la enfermedad, no hubiera aprendido que la vida no solo es estar activa, o que te tiene que querer todo el mundo, sino que te quiere quien te quiere y te acepta quien te acepta. Como me ocurre a mí. Considero que soy una buena joya, así que es una suerte para la gente que me quiera y también lo es para mí quererla.

Dentro de todo, lo que más me preocupa es lo del reuma. Hace 10 años me dijeron que fuera tomando conciencia, ya que, al tenerlo en todas las articulaciones, mi futuro más inmediato sería no poder caminar. Así que, si en la actualidad camino aunque con dolores (¡es horrible!), es para valorarlo, porque puedo llevar una vida ordenada.

Cada día soy más selectiva. Por ejemplo, quedo con alguien si me importa mucho esa persona, o la quiero, si no, no me apetece esforzarme.

Tengo nietos a los que quiero con locura. Un nieto de siete años y una de cinco. Son muy inteligentes, pero el niño ha sufrido acoso escolar, y eso nos ha tenido muy angustiadas.

Sí que me gusto. Aunque por la mañana digo: «¡Vaya cara!», luego, cuando llego de la piscina, me arreglo un poquito y me siento muy bien. Ojalá estuviera molesta conmigo porque así haría algo más para adelgazar. Aun así me reviso mensualmente con el endocrino.

Si tuviera finalmente que resumir mi momento presente, lo concretaría en darle gracias a la vida por haber vivido tantísimo, por haber hecho tantas cosas, por encontrarme como me encuentro, por no ser una mala persona, y por tener la valentía de querer aún mejorar cada día.

Bárbara: Tengo 66 años y no me duele nada. Camino deprisa, como siempre. Claro que noto cambios y quiero aceptarlos. Por ejemplo, este verano, después de estar dos meses con mi madre, decidí dejarme el pelo sin teñir, para ver su color natural que es casi blanco, mirarme al espejo y aceptar la edad que tengo, como un rito de iniciación a otra etapa de mi vida. Además, el hecho de haber estado cuidando a mi madre, que es algo que nos toca profundamente y nos toca por la edad, ha supuesto que he visto pasar toda mi vida por delante. Ahora puedo decir: «Esta era yo antes de estar dos meses con mi madre, y esta soy yo, después de estar con mi madre». Han sido los dos últimos meses que he pasado con ella en su casa, ahora está en una residencia. Todo esto ha supuesto un duelo para mí.

La forma de mi cuerpo apenas ha cambiado desde mi juventud, ni he cambiado el peso. Solo noto que se me caen las carnes un poco más, sobre todo el culo; las tetas no, pero el culo, sí; un juanete que no estaba está, y me canso un poquito más al subir, porque yo subía montañas como una cabra, y escaleras, y ahora tengo que tener otro ritmo. Me gustaba ir al cine por la noche, y sigo yendo muchas veces por la noche, pero algunas veces me duermo. Antes tomaba mucho café y ahora no tomo, porque si tomo café por la mañana no duermo bien, incluso el té verde me altera el sueño. Todo se hace mucho más sensible y sutil. También he cambiado mi manera de alimentarme. Y a pesar de que como bastante, cada vez estoy un poco más delgada. O sea que lo que decís de engordar a mí no me ocurre. Como dice una amiga mía, después de la menopausia unas se *ajamonan*[4] y otras se *amojaman*.[5] Yo me

---

4. *Ajamonan*: hace referencia a un cuerpo con carne, como el jamón.
5. *Amojaman*: la mojama es cecina de atún. En el texto significa un cuerpo delgado, enjuto, seco.

amojamo, pero estoy bien de salud. Eso sí, me canso un poco más.

La menopausia fue como un golpe que viene de pronto. Me vino a los 50 años, el día de mi cumpleaños, y fue como un bajón hormonal muy fuerte. Me vinieron muchas sudoraciones y durante cuatro meses tuve un agotamiento tremendo, porque me despertaba por las noches tres y cuatro veces empapada en sudor. Luego fueron disminuyendo. Yo llevo más de 15 años con sofocos, y todavía me vienen de vez en cuando, aunque menos fuertes, porque antes eran muy muy fuertes. Me ha cambiado también el ciclo del sueño. Antes, nunca tuve problemas de sueño. Nunca me tomé una pastilla para dormir y tampoco ahora, pero se me ha alterado el ritmo del sueño; duermo menos y a veces me despierto por la noche y me cuesta volverme a dormir. A veces, cuando hay luna llena, no duermo nada, y sin embargo puedo trabajar como si hubiera dormido.

También noto con la menopausia bastante sequedad vaginal. Yo nunca había tenido problemas de sequedad o poca lubrificación, pero ahora sí. Sin embargo, el deseo no me ha cambiado, aunque es menos genital. El cuerpo es otro y el concepto de sexualidad tiene que ser otro. Eso es una investigación muy interesante y pendiente de hacer. Nunca he querido recurrir a hormonas. En libros que he consultado o con las personas de mi edad con las que he hablado, he podido ver que la gente recurre a cremas, a hormonas, y a no sé cuántas cosas más. Creo que en esta etapa la sexualidad puede ser muy rica y que somos nosotras las que tenemos que decirlo, porque no lo van a decir los ginecólogos, ni las ginecólogas que siguen a los ginecólogos.

Me sigue gustando mi cuerpo. Bueno, por las mañana, aunque haya dormido, ¡me veo con unas ojeras!, pero luego me pinto los labios, me pongo colores alegres y ¡ala! Siento como una necesidad de cambiar mi manera de vestir, pero todavía no la encuentro. Esa necesidad no es tanto porque haya cambiado mi aspecto físico, sino porque siento que necesito encontrar una estética diferente, una manera apropiada para mí desde lo que yo soy, no desde lo que hay por ahí. No me gusta nada lo que hay por ahí; la moda es horrorosa; los colores oscuros y los vestidos de saco, tan poco sensuales para el cuerpo de la mujer... Pero no sé si me atreveré a ponerme lo que yo deseo. Creo que va por ahí.

En estos momentos de mi vida es muy importante la amistad con las mujeres, conservar las buenas amistades. Yo era una persona muy soñadora, con muchos proyectos. Ahora veo lo que tengo y quiero hacer hoy, qué quiero hacer este año, estos dos o tres años..., o sea, que dejar algo para el futuro, no, porque lo que cuenta es el presente, y creo que podemos obtener una gran sabiduría si hacemos un resumen de toda nuestra vida, y más aún si la ponemos en común. Así que muchas gracias por este espacio.

ISABEL: Tuve la menopausia temprano, a los 40 años. Eso me dio un poco de pena porque, a diferencia de otras mujeres, a mí me gustaba tener la regla. Pero tampoco me supuso un problema no tenerla, al contrario, me liberé del DIU.

De los 40 a los 50 años fui muy feliz. Sentía que tenía una serie de ventajas y ningún inconveniente. Pero a partir de los 50 la cosa cambió. No he tenido jamás sudoraciones. A veces he deseado tenerlas, que me viniera algún acaloramiento, porque soy muy friolera. No he tenido tampoco problemas de sueño ni ningún síntoma, digamos, propio de la menopausia.

Pero a partir de los 50 años enfermé gravemente y desde entonces sí que empecé a tener una serie de síntomas que pueden confundir el tema de la edad con la medicación que he tomado, porque, como toda medicación alopática, tiene efectos secundarios. Así que a partir de ahí se empiezan a confundir las cosas. Me siento más hinchada —siempre pesé 45 kilos y continúo percibiéndome como si pesara lo mismo—. Me ha costado mucho (desde los 50 a los 62 que tengo ahora) aceptar un nuevo cuerpo. De modo que me miro en el espejo y no me reconozco porque siempre fui delgadita y proporcionada, y ahora tengo la cara más hinchada, más redonda; nunca había tenido barriga. Me ha costado mucho adaptarme. Con la cabeza sabía que mi cuerpo había cambiado, pero cuando me iba a comprar la ropa interior, me compraba las braguitas[6] de siempre, pequeñitas; y llegaba a mi casa, me las ponía y al verme me decía: «Pero, bueno, ¿es que no te das cuenta de que tienes barriga y ahora has de comprarte unas que sean más subiditas?». Necesariamente he tenido que adquirir más sentido de la realidad.

---

6. Braguitas: prenda interior de la mujer. En otros países tiene otras denominaciones, por ejemplo, "calzón".

También he notado que hasta hace muy poco tiempo yo podía controlar de alguna manera el peso; quiero decir, que si engordaba un poco (*señala la cintura*), comía dos días arroz integral —como comentaba María— y perdía. Desde que hice macrobiótica —la he estado haciendo durante un año, ahora no, he ampliado la dieta— y aprendí a manejarme con algunas recetas, cuando aumentaba de peso y me sentía que no era yo, hacía un poco de dieta macrobiótica y se marchaban los kilos enseguida. Ahora, como dos días el arroz integral y esto continua igual (*risa*). Ahí ya me doy cuenta de que ya no me manejo igual.

Tengo como una disociación entre cómo me siento —joven, vital, me ilusiono por las cosas y por los proyectos de la vida— y mi cuerpo, que no me acompaña. Tengo mucha rapidez con la cabeza, con las ideas, pero luego me canso mucho; paso algunos días muy cansada. Es cierto que trabajo bastante, pero hay una parte que... Noto la fatiga cuando subo escalones, o cuando ando. Me canso más. No hago deporte, lo cual es un gran fallo, pero como en el trabajo me muevo arriba y abajo, pues pienso que cuando trabajo hago un poquito de ejercicio.

Ahora ya voy notando mucho el tema de las articulaciones al levantarme del suelo, y si alguien gentilmente me da la mano, lo agradezco mucho (*risas*). Lo estoy notando sobre todo este año.

De los 50 a los 60 años he pesado lo mismo. Engordé al enfermarme y por la medicación; luego me estabilicé. Pero este año he engordado como tres kilos y lo noto muchísimo, como que tengo menos agilidad. Ya me lo tengo que plantear porque noto que no soy yo, que no me muevo bien.

Otros cambios físicos que he notado: la irritación en los ojos. También creo que es consecuencia de la medicación. Y luego creo que hay una serie de cambios que son propiamente de la edad, como por ejemplo la caída del pelo. No me refiero al de las piernas —antes me depilaba, ahora no me depilo, lo cual es una ganancia—, sino a la pérdida de cabello; yo siempre he tenido un pelo muy fuerte, duro, y ahora lo tengo más suave. Igual me ha ocurrido con el vello púbico —también tenía mucho vello púbico—. Todo eso hace que me mire y no me reconozca. Me percibo joven, delgada y sin barriga, como toda la vida. Pero cuando voy a levantarme, por supuesto, me doy cuenta de que no soy la misma.

También me siento extraña en las fotos actuales, cuando me hago o me hacen fotos.

Hay una cierta disociación todavía. En general, me siento bien conmigo. Pero me gustaría, no digo tener el cuerpo que tenía, porque eso es imposible, pero sí sentirme un poquito más ágil, más de acuerdo con cómo me siento y me percibo.

También le veo la parte positiva, y es que, al tener barriguita, si haces danza del vientre —ahora yo no hago— tiene más gracia que si no la tienes. (*Risas.*)

CANDELA: Hace muchos años yo pensaba que no me haría mayor, incluso lo decía. Yo no me veía mayor, no me veía abuela. Pues bien, soy mayor y abuela. Todo llega, la vida es así; sin darnos cuenta, día a día, poco a poco —a veces se acelera por algo—, te viene la menopausia, o la artrosis de cadera o rodilla que te hace estar un poco más frágil. De todas formas, siempre he procurado hacer algo que aprendí hace mucho tiempo, y es identificar cada una de las etapas que aparecen y, cuando te llegan cosas como la artrosis, decir: «Esto ahora no puedo hacerlo, antes podía». Eso lo he utilizado como un recurso personal para ir apaciguándome cuando vas experimentando pérdidas, por ejemplo la falta de energía —al escucharos, veo que eso es común también a todas vosotras—, y para procurar ir adaptándome a ellas. Lo que antes podía hacer ahora no, y sin ningún remordimiento y sin ninguna sensación de que porque no lo puedo hacer es peor.

¿Ilusiones? Tengo todas las del mundo. Pienso en mil historias que quiero hacer, y al día siguiente soy consciente de mi fantasía y veo que eso no lo puedo hacer.

Hay algo que aprendí hace tiempo, y es a mirar atrás. Y cuando lo hago, veo que en el camino se ha quedado mucha gente; otras amigas o conocidas jóvenes ya no están, así que pienso que tengo suerte de sentir todas estas cosas. Como se dice: «Carro va, pues el carro tira», o como me dijo hace tiempo un amigo: «A partir de los 50 si te levantas un día y no te duele nada, pues es que te has muerto». Eso es cierto. Lo que pasa es que cuesta mucho darte cuenta de que están pasando unas cosas que son normales. Y que el proceso de envejecimiento tiene unas fases y es progresivo. De eso me di cuenta hace unos meses cuando tuve que ir a renovarme el carné de identidad. Hacía ya 10 años que me había hecho muchas fotos y fotocopias —siempre he sido muy presumida para eso de las fotos—, pero ahora, al ir a renovar el carné, me di cuenta de que se me habían acabado. Así que me fui a hacerme la foto, elegí una y cuando me la pusieron en el carné me dije: «¡Dios mío qué cosa más horrorosa!». Así que lo primero que pensé fue en romper el carné al llegar a casa y hacerme otro con una foto distinta. (*Risas.*)

Luego, con la menopausia, vienen los sofocos. Voy con el abanico a todas partes: trabajo con el abanico en el bolsillo de la bata, atiendo a un paciente y voy abanicándome. Sobre todo en verano, cuando estos sofocos son incontrolados.

Entonces, voy dándome cuenta de que todo eso va pasando y va pasando. Pero procuro pensar que tengo esa suerte, que va pasando; que todas esas ilusiones que me surgen he de mantenerlas; he de mantener mis proyectos, mi trabajo...

Una de las cosas que más me gusta es llegar a casa por la noche a dormir —me duermo en el palo de un gallinero— y meterme en la cama a las nueve de la noche, con el almohadón, la botellita de agua, el *sodoku*, un libro... Me siento fenomenal. Pero cuando hago esto y me acuesto a las nueve, a las diez ya estoy dormida. También he tenido trastornos con el sueño por trabajar a turnos rotativos. Aun ahora me está costando mucho recuperarlo. Pero bueno, si me despierto a mitad de la noche, me quedo tan a gusto, y luego al día siguiente procuro dormir una siesta, si puedo. Al principio me costaba un poquito.

Creo que cada una de nosotras tenemos un secreto que nos hace llevar las cosas de una manera un poco mejor, es un secreto personal. El mío es que he aprendido a mirar atrás y reconozco que tengo mucha suerte, muchas mujeres tenemos mucha suerte, otras no, y en honor a estas, en memoria de las menos afortunadas, pienso que tengo que llevar las cosas dignamente —ese es un recurso que me va bien—, aprender de muchas cosas y, sobre todo, disfrutar a los 59 años de momentos de ilusión, de entusiasmarme y, como decía un amigo que ya no está aquí —a veces me acuerdo de él y me anima a decir: «No tengo energía, pero ¡adelante!»—: «Ay, Candela, es que eres como el ave fénix, no se te ve, y de repente pasan seis meses y, ¡bum!, resurges, pero has pasado seis meses como metida en una cueva». Y creo que es así, necesitamos entrar en nuestra cueva y descansar y luego salir. No sé cuánto tiempo podré llevar el asunto así, pero procuraré que sea el máximo posible.

Quisiera daros las gracias, sobre todo por la tranquilidad que me habéis dado al darme cuenta de que muchas de las cosas de las que me pasan nos suceden a todas.

Rosalía: Se me fue la regla y no he tenido ningún tipo de síntoma. Es ahora, tras operarme de un cáncer de mama, cuando empiezo a notar molestias en las articulaciones, me hincho, tengo retención de líquidos y de vez en cuando unas reacciones de nerviosismo desconocidas para mí; pero poco a poco me voy adaptando. Creo que es un proceso de adaptación y de rendirme a la evidencia. Ha sido muy difícil para mí este cambio tan grande, e intento no luchar contra él y decirme que es una etapa más de la vida y que igual que he superado otras cosas voy a superar esta. Pero todo esto también tiene su parte positiva, y es que me obliga a estar más en contacto con mi cuerpo y sus necesidades para decirme: «No te puedes pasar», marcándome continuamente dónde tengo el límite para así poder mimarme, lo cual es positivo. Y cuando descubro mi necesidad, viene el «Ahora tienes que hacer...».

Por otro lado, antes, cuando me miraba al espejo, me fijaba más en la parte externa, ahora veo más la parte bella interna mía. Miro mis ojos y descubro muchas vivencias, un montón de vida ya hecha, y eso me hace sentir la belleza de la superación, de la sabiduría que me ha dado todo lo que he vivido. Es decir, intento encontrar un equilibrio entre eso que voy perdiendo a nivel externo y lo que voy ganando internamente. Y ahí cada día voy dando pequeños pasos para ir haciéndolo todo más ameno, más agradable.

Bien es cierto que a veces tengo que ir a trabajar y no tengo ganas de levantarme, el cuerpo no me da de sí y lloro porque no puedo más, pero, bueno, estoy un ratito y luego me digo «Ya te has desahogado, pues ¡ale!, a seguir adelante, a seguir caminando...». Tengo muchas ganas de vivir, ilusión por hacer cosas, avanzar...

Como os decía antes, he descubierto también que el concepto de belleza ha cambiado para mí, ahora prefiero la palabra "embellecer", porque la belleza es efímera, en cambio el embellecer es para siempre: embellecer la vida, embellecer tu casa, las relaciones, tu cuerpo, pero no para estar bonita hacia afuera, sino para estar a gusto en mí.

Yo también he engordado un poquito, y entonces digo: «¡Ya está bien!», porque me encuentro mejor cuando estoy más ágil... Es decir, estoy continuamente buscando puntos de equilibrio que no siempre encuentro, pero al menos los busco.

Y no puedo decir mucho más de los cambios; estoy en ello, descubriéndolos, adaptándome y rindiéndome, en la medida que puedo. Tengo 55 años.

(*Comentarios y risas en relación con la edad, se comentan las edades, quién es la más joven del grupo, la de más edad...*)

Victoria: A medida que ibais hablando iba pensando. Cuando yo tenía 20 años (hace 34), miraba a las mujeres de 40 y decía: «¡Qué estupendas!»; cuando tenía 30, miraba a las de 50 y las veía más estupendas todavía. Es decir, que a medida que iba cumpliendo años, yo iba viendo a las mujeres de 50, 60 —no digo de 70, porque no conozco a muchas, no por otra cosa— y las veía estupendas; no encuentro otro adjetivo. ¿Por qué digo esto? Hace tiempo tuve una pareja que me llevaba nueve años y me decía: «Pero tú cómo estás conmigo, soy mayor que tú, tengo arrugas...». Para mí era estupenda, no porque el cuerpo fuera de modelo —a mí eso me ha dado siempre igual—, sino porque tenía historia, tenía una historia en todo su cuerpo. Y eso es lo que creo que siempre me ha atraído en general, no solo de las mujeres, sino del cuerpo en general.

Tras este preámbulo os diré que yo no he notado muchos cambios —quizá, cuando tenga 60, encuentre más—, no he encontrado muchos cambios físicos desde la menopausia. Como yo tenía una histerectomía desde los cuarenta y tantos años, en realidad no me enteré mucho porque ya estaba en la menopausia. Solo me enteré porque tenía algunos sofocos de vez en cuando —aún los tengo—, pero como yo siempre he sido una mujer muy friolera, cuando me entran los calores, los sofocos, estoy estupendamente, me gusta. (*Risas.*) No son grandes sofocos —como decía Candela—, no me caen las gotas; no, son sofocos más secos, no hay sudor, o bien hay poco. Estoy bien. En verano es un poco más incómodo, pero bien.

Otro cambio que he notado es tener un poco menos de energía que antes, por ejemplo. Yo siempre me levanto a las seis de la mañana desde hace mucho tiempo y últimamente me digo que quizá me podría levantar un poco más tarde porque parece que no me levanto con tanto ánimo como antes.

Con relación al cuidado físico, desde hace muchos años hago mucho ejercicio, y eso me salva de engordar más, y atiendo la alimentación. Son dos cosas que cuido muchísimo y hace que quizá no note tantos cambios con la edad. Quizá dentro de 10 años, cuando nos volvamos a reunir...

MARÍA DOLORES: Hago una reflexión en voz alta: nos disminuye la energía, todas lo hemos comentado, pero a la vez casi todas coincidimos en la sabiduría interior, en las vivencias. Mi reflexión es que quizá esto es una forma de sobrevivir a todas las cosas que nos van disminuyendo, ¿o realmente es algo —yo decía lo de la paz interior— que nos ocurre y estamos contentas?

Siempre he utilizado el recurso de reírme de las cosas, las adversidades me las tomo de forma jocosa y las llevo mejor; pienso que a pesar de las enfermedades y todo lo demás, no cambiaría esta etapa actual por otras etapas, y quiero destacar eso: la sabiduría, la paz interior, las vivencias... Rosalía lo reafirmaba cuando hablaba de cuidarnos interiormente, llegar a acuerdos con el cuerpo. Antes era incapaz, si no tenía ganas de hacer algo, de decir que no tenía ganas. Para mí era una obligación, y ahora me planteo si me estoy pasando al otro bando, porque realmente me gusta mucho decirlo.

Janira: En algún momento se ha dicho que ya no tienes que demostrar nada, por fin, ni siquiera a nosotras mismas. Ahora puedo disfrutar de lo que hago, y si puedo elegirlo, cómo lo hago, mejor. Todo eso, acompañado de las limitaciones que también hemos expuesto, es una realidad. La cuestión es que no es nuevo, lo que pasa es que no se ha puesto en común. Yo recuerdo a mi tía diciéndome: «Hija, la cabeza la tengo mucho más joven que el cuerpo; quiero hacer cosas que el cuerpo no me acompaña», que es lo que hemos dicho todas. No somos especiales, pero tampoco somos diferentes —sí somos especiales en nuestras diferencias, pero no somos diferentes—, que es lo que hace, a veces, que te sientas marginada.

Y yo me digo que he hecho muchas cosas y hasta me reconozco que las hago estupendamente. Sí, hay más gente joven, hay otra gente. Pero yo voy a disfrutar en vez de a pelear. Yo voy a disfrutar en esta etapa, la segunda edad de la vida. Puede haber una tercera o cuarta. Recuerdo que mi madre con 76 años me dijo: «Hija, ¿yo estoy en la tercera edad?». Y le dije: «Sí, y está en camino de la cuarta con arreglo a las normas actuales».

Sí, a veces necesitamos ponerle nombre a las cosas. Muchas de nosotras tenemos una amiga argentina —Sara Olstein— que ha escrito libros y habla de eso, de la segunda mitad de la vida.

Habrá que llamarlo de alguna manera. Esta es otra etapa diferente y con cambios en la balanza, para mí cualitativos.

Pepa: Eso depende de la etapa de la segunda mitad de la vida en la que te encuentres. Oyéndoos, a mí lo que me surge es que somos mujeres sabias. Claro, habría que ver de qué etapa de la segunda mitad de la vida estamos hablando, si de los 40 a los 50, si a partir de los 50... De los 50, has dicho tú, Isabel. Evidentemente, cuando tenía 40 años sabía mucho, pero lo sabía de otra manera.

Me ha llamado la atención en todas la serenidad, y también el cómo disfrutamos de nosotras mismas, el cómo podemos decir que no, cómo seleccionamos a personas o actividades, cómo ya no tenemos que pasar exámenes —como ha dicho Celia—, y por lo tanto no nos sentimos obligadas a nada. Eso te da una libertad impresionante.

Soy consciente de que tengo una experiencia impresionante de todos estos años vividos, pero además también lo soy de todas las cosas que me quedan por aprender. Aún me encuentro a mí misma preguntándome, en relación a cosas sencillas, normales, qué es lo que habría que hacer en ese caso. Porque no lo sé. Es una etapa más de la vida en la que estoy aprendiendo.

Lo que habéis comentado muchas de vosotras es la serenidad, que te sientes tranquila. Yo, como os he dicho, soy un volcán en erupción permanente a punto de explotar. Y además disfruto; me gusta discutir, me gusta la bronca. Ya dije que me iba a preparar para llegar a los 60 años y decir todo lo que pensaba. Y lo he empezado a hacer. He perdido amigos y amigas; he perdido a gente conocida. Ahora me he frenado un poco, pero creo que eso también es un valor teniendo en cuenta lo mucho que hemos tenido que callar a lo largo del tiempo.

ISABEL: Leyendo últimamente unos libros sobre la sexualidad en la vejez, los autores se preguntaban cuándo se podría considerar que se inicia la vejez. Si hace mucho podía pensarse que una persona a los 50 años ya era mayor, ahora se habla de la tercera edad, una cuarta edad... Yo creo que a partir de los 40, más o menos, se piensa en décadas. Cuando tienes de 20 a 30 años, no tanto; pero cuando ya tienes 50, se celebra de una manera especial; cuando tienes 60... (*Risas.*) Te das cuenta de que de 10 en 10 años la cosa cambia mucho. De 20 a 30 no lo notas, pero de 50 a 60 sí, y de 60 a 70 supongo que mucho más. Cada persona evoluciona a su manera. Igual ocurre con la menopausia, unas la tienen a los 40, otras a los 47, otras a los 50... El proceso de evolución y de envejecimiento no tiene que ver con la menopausia realmente, tiene que ver con otro tipo de factores; hay gente que tiene arrugas muy pronto, otras personas las tienen más tarde, y hay quien vive el envejecimiento sintiéndose vital y quien piensa —como a veces se considera socialmente— que ya no tiene edad.

Por eso, al decir "segunda mitad de la vida" tomamos una franja amplia de mujeres, y vamos a ver... Escuchando a Victoria, pensaba que yo a los 55 años... Ella dice que no nota nada, y yo pensaba que ya lo notará. (*Risas.*)

CANDELA: Es que llega un momento que de un año a otro es vital, lo que el año pasado podía hacer quizá este no pueda. Y al año siguiente aparece otro problema, y tienes que estar salvando continuamente las cosas. En el trabajo conozco a muchas mujeres. Casi todas somos, más o menos, de promociones de edades parecidas, con unos cinco o seis años de diferencia, y hablamos mucho del cuerpo. En otros trabajos se valoran las actividades del cuerpo, nosotras no. Hace poco estuve con una amiga que hace tiempo que no veía, y cuando le pregunté cómo estaba, me dijo: «Ay, ¿ves esto?», señalándome los párpados caídos. «Bueno —le dije—, si eso te sofoca mucho, tiene arreglo, pero eso que no te quite el sueño.» A todas nos sucede, fisiológicamente es un proceso muy normal. Lo que pasa es que cuando te ocurre a ti... Yo recuerdo que cuando éramos jóvenes y teníamos unos 30 años decíamos: «A todas nos harán la histerectomía a la vez, ya verás...». Es el cuerpo. Pienso, como vosotras (*hace referencia a algunas compañeras que han hablado de ello*), que esta etapa es de serenidad y sabiduría. A lo mejor, a pesar de esa inquietud que nos ocasionan todas estas cosas, todas las mujeres que llevamos esta etapa de una forma digna tenemos un compromiso con las otras mujeres que lo llevan peor. Es cierto, es una etapa de sabiduría y de compromiso.

PEPA: Compromiso con mujeres de nuestra edad y con mujeres más jóvenes. Y de verdad que no me cambiaría por mujeres más jóvenes, amigas mías de 30 años. Esa etapa ya la he pasado. Y entonces, ¿qué puedes hacer? Lo único que puedes hacer es acompañarlas cuando te necesitan. No mucho más. Y digo acompañar porque tampoco puedes hacer más, porque ellas son las que tienen que pasar sus procesos. Pero eso me ocurrió con 30, con 40, con 50... No me cambiaría por nadie. Creo que me he merecido a lo que he llegado hoy y lo que tengo, y he de disfrutarlo.

Cuando miro atrás, hay cosas de mi vida que no me gustan, pero no quiero borrar nada de lo que he vivido, porque es el libro de mi vida, y si miras atrás y lo encuentras con tachones, queda muy feo. Hay que reconocer lo que has vivido porque es lo que te ha servido para llegar hasta aquí. Y me parece una etapa maravillosa.

(*Risas y comentarios: «¡Con lo que nos ha costado llegar hasta aquí!».*)

JANIRA: Como sabéis trabajo como terapeuta corporal y doy masajes. A lo largo de estos años es curiosa la cantidad de mujeres de más de 50 años que me han preguntado sobre los injertos de pelo en el pubis. (*Risas.*) A partir de esa edad, más o menos, se pierde vello en todo el cuerpo. Hoy en día, las jóvenes se depilan totalmente, quizá se arrepientan el día de mañana. Una vecina que tuve de joven decía: «Donde hay pelo, hay alegría», sin duda este dicho está pasado de moda en este tiempo. Respecto a este tema, recuerdo una imagen de cuando era pequeña: vi a mi madre lavando a mi abuela, que en aquel momento tendría mi edad, solo le quedaba pelo en la cabeza, una estupenda trenza recogida en un moño; en el resto del cuerpo, nada. Si hubiéramos visto desnudas a las mujeres mayores de nuestro entorno, quizá nos sería más fácil aceptar nuestra propia evolución. Siempre he pensado que depender de las exigencias sociales en cuanto a estética es una locura; además de las contradicciones personales que eso supone. Una de las ventajas de ser menopáusica es que ya no me quito los cuatro pelos que me quitaba.

CELIA: Yo nunca me había depilado el bigote y ahora me lo depilo, cosa que jamás en la vida había hecho. (*Risas.*) ¿Por qué? Porque me veo en el espejo. Es hormonal. No tengo estrógenos, pero tengo más testosterona y me enfado, cosa que antes no ocurría. Encuentro también sus ventajas y sus inconvenientes, porque a veces no lo controlo, y me enfado por ese cambio hormonal que está ahí. En cambio, la piel la tengo más seca, me tengo que hidratar más; me pongo crema hidratante todos los días en todo el cuerpo y me da placer. Mira, me toco...

Algo que quería compartir, lo decíais antes, es esa disociación que tenemos entre el cuerpo y la cabeza. Es lo que me pasa cuando voy a comprar ropa. Yo salgo con depresión cada vez que me voy a comprar ropa. Si me meto en una tienda de moda juvenil, salgo corriendo... Al final acabo en los grandes almacenes. A mí la ropa de señora que hay en esas tiendas no me gusta. Claro, es un problema para mí encontrar un estilo de ropa que se acople a mi realidad corporal en este momento, que es diferente. Porque me pongo según qué ropa y me veo ridícula y me digo: «¿Dónde vas?», porque el cuerpo no es el mismo. Comprarme ropa me es muy costoso, es una realidad.

Pero otra realidad que también me está pasando es que yo, todos los años, me voy unos días a una playa nudista. Y ahora voy caminando echando los hombros hacia detrás... para que no se me vayan las tetas al ombligo, con la cantidad de pecho que tengo... Pero luego estoy feliz allí porque están todos los alemanes, esos matrimonios mayores alemanes que son encantadores, con sus michelines,[7] con sus tetas caídas... Así que paso; yo, tan ricamente con mi cuerpo, porque me encanta bañarme desnuda y tomar el sol desnuda. ¡Y ya está! He decidido desacomplejarme, quien no quiera mirar que no mire. Pero reconozco que eso me ocurre porque... yo hace 25 años iba a la playa nudista hecha una sílfide, y ahora peso varios kilos más, y estoy *desfondada*...

ISABEL: No sé si os ocurre también a vosotras, llevo sujetador —aunque realmente tengo poco pecho—, pero me molesta muchísimo, me molesta que me oprima cualquier cosa, concretamente el sujetador y las medias pantis. Tengo una sensación de opresión, y necesito como libertad. Cuando era más jovencita, la ropa la llevaba más apretada, sin embargo ahora necesito sentir el cuerpo libre. Soy muy friolera, y en invierno tengo que ponerme pantis si quiero llevar alguna falda, así que lo que hago es dar un corte en la cintura, porque si no, siento como si no pudiese respirar.

---

7. Michelines: es la forma coloquial de referirse a la grasa que se acumula en torno a la cintura. En otros países se denomina, por ejemplo, "rollitos".

BÁRBARA: Esto me ocurre hace unos años y no porque haya engordado, porque he adelgazado, pero no aguanto nada que me apriete.

JANIRA: Es lo que dice Celia, la ropa no se adecúa a las tallas que gastamos a estas edades. Es un desastre. Se supone que en esta etapa de la vida tenemos más dinero que las jóvenes. Lo de las bragas es horrible, o son pequeñas o son feísimas o carísimas. Con los pantalones igual, como tengo cuerpo de guitarra, los que me vienen bien de cadera me sobran de cintura, o viceversa. Tendrían que poner en la zona de la cintura tela elástica, o lo que fuera, para que al sentarse no te estruje la barriga. Me paso todo el rato abrochando y desabrochando el botón para poder respirar. De momento no tengo michelines en esa zona, pero según la ropa que me pongo me lo saca. Por supuesto que no voy a tiendas de marcas, me meto directamente en las de señoras de tallas grandes y tan ricamente. Con los sujetadores, igual; el pecho se cae o se ha hecho más redondo. El contorno y el entorno no hay manera de adecuarlo; como los pantalones, si se acopla al tamaño de una parte la otra queda mal, y así todas las variantes que queráis. Yo siempre tengo que ir buscando apaños y añadidos.

No nos miran, y si nos miran, no nos ven. Todas nos acordamos de aquella serie americana, *Las chicas de oro*. Cuatro mujeres, cuatro estilos de ropa para cuatro mujeres. A nosotras nos han metido en un único patrón.

Los zapatos, eso está mejor. Como la gente joven ha crecido, hacen las tallas más grandes, además de sin tacón, bonitos y cómodos. El resto de la ropa, vosotras mismas. Tenemos que hacernos ver tal como somos, diversas y plurales.

Isabel: Lo que es la imagen de la mujer ideal, en este momento y aquí y ahora, se asemeja mucho a una imagen de la anorexia. La mujer ideal y lo que es la dictadura de la moda están basados en unos patrones de gente que creo que realmente no ama a las mujeres, sino que las tortura. Y las mujeres asumimos la tortura de los zapatos, de la ropa... La imagen de la mujer anoréxica, asexuada, infantil está generando estragos, especialmente entre adolescentes.

Celia: Es un tema que a nuestra edad es delicado. Antes la gente joven se arreglaba las tetas... y ahora hay mucha gente de nuestra edad o más mayores que se arregla. No solo la gente de la tele, sino también gente conocida.

Janira: Yo creo que la operación del párpado es la más corriente a nuestra edad. Esta operación mejora la visión, y al dejar los ojos libres del pliegue, rejuvenece la expresión general de la cara.

Candela: No hay que tener miedo, hay mujeres con los párpados muy caídos, y son molestos, los notan, es como tener la sensación de tener un cuerpo extraño encima del ojo porque has vivido muchos años sin ello. Y eso se lo pueden arreglar, y ¡ya está! Son intervenciones muy sencillas y con una recuperación rapidísima, ahora hay una destreza muy grande para realizarlas. Y si eso supone para una mujer el verse distinta, mejor, y para ella puede ser una necesidad que considero se debe respetar. Si decide hacerlo, ¡adelante!

María Dolores: A mí me parece una tontería.

Blanca: El problema...

Candela: Para algunas mujeres sí que es un problema, por ejemplo, lo de los párpados caídos.

Blanca: Creo que una operación estética está bien si afecta a la salud, pero meterme en un quirófano para estar guapa, no. Pero lo respeto. Además, la cara es como un rompecabezas, te tocas algo, y ya no encaja, estás rara. (*Comentarios al respecto.*)
Que las chicas con 15 años se pongan tetas lo respeto también, pero pienso que a esa edad todo está bien, los cánones de belleza cambian con cada época.

Candela: Se puede respetar más o menos. Si mi hija con 15 años me hubiera dicho que se quería poner tetas, le hubiera dicho que se esperase un poco. No sé si será más acertado o menos. Como tú decías, estamos en unos patrones...; no lo sé. Habría que verse en ese problema.

Blanca: Pero es algo machista, un amigo que tengo me dice: «Ponte guapa». Y yo me pregunto: «¿Y este de qué va?. Este que no tiene dientes en la boca...». Me dan ganas de contestarle: «Pues ponte tú los dientes». (*Risas del grupo.*) «Ponte guapa, sonríe...», y a él le faltan todos los dientes... No, es que la mujer tiene que estar impecable y los hombres pueden ir de cualquier manera, sin dientes...

JANIRA: ¿Quién de vosotras no se ha estirado y levantado la piel de la cara mirándose al espejo? Hay mujeres que solo se han operado de los párpados y el resultado les ha cambiado la vida. Además de ver mejor, parecen más jóvenes. Yo dejaría un margen de respeto.

SALOMÉ: Yo encontré una tienda que se llamaba La Tienda de las Gordas. Me encantaba, había tallas a partir de la 46, no encontrabas más pequeñas. Las dependientas eran todas más hermosas que yo (*dice refiriéndose a que está gruesa*) y jovencitas. Toda la ropa que había era grandísima pero bonita. No era la típica ropa horrorosa, de señora muy mayor. Pero la han cerrado.

PEPA: Cuando te pones a buscar ropa en Internet es para personas mayores, no para "personas sabias". (*Risas y comentarios.*)

SALOMÉ: Pues para las que se duermen en el cine por la noche, hay un cine que pasan sesiones a las 12 de la mañana.

ROSALÍA: Yo creo que seguimos entre lo externo y lo interno; yo creo que hay también una parte externa, y que tiene que ir acompañada de una parte interna. Te levantas el párpado, pero también tienes que levantar tu visión para verte de otra manera, que eso te permita cambiar la forma en que te estás viendo, y ahí es realmente cuando la persona encuentra satisfacción y vale la pena; es un apoyo, un apoyo para seguir avanzando. Pero si solo se queda en algo externo y no va más allá, pues puede ser hoy el párpado, luego el culo, las tetas... (*Risas y comentarios varios acerca de la televisión y las actrices mayores.*)

2. Cambios emocionales

¿Cuáles son los cambios emocionales que estáis sintiendo?

PEPA: Yo ya no sé si es tanto por la edad como por la situación (he dejado de trabajar profesionalmente), o por estar dedicada a mí misma, pero lo que estoy experimentando en esta etapa, de manera brutal, es cómo se me escapan las emociones, cómo me salen desde dentro. Por primera vez he conectado con las tripas y todo me sale y hablo desde ahí. Y esto resulta bastante difícil (*se refiere a la comunicación*) porque desde ahí soy muy arrolladora. Hoy, por ejemplo, estábamos discutiendo de un tema de política en casa, y algo me ha tocado las tripas, me ha conectado mucho emocionalmente, y creo que se han enterado hasta los vecinos. (*Risas.*) Pero es que puedo discutir con quien sea por cualquier motivo: político, social, de pura convivencia, de vecindario..., por lo que sea. Esa es una de las licencias que me permite la edad. Siempre he mantenido una imagen de mí bastante serena y tranquila. La gente me decía: «Eres una persona muy tranquila, muy serena»; sin embargo, era todo lo contrario, lo que ocurría es que lo sabía tapar. Pues en estos momentos me lo permito; además, es totalmente primario (son más emociones que sentimientos), de tal forma que tengo que aprender a controlarlo, aunque francamente no quisiera controlarlo demasiado porque me sienta muy bien. Sé que no se puede ser tan radical con la gente porque puedes molestar —de hecho, molesto—, pero procuro, aunque moleste, no hacer daño. En resumen, me parece un beneficio de la edad. Voy sacando bastantes cosas buenas, bastantes aspectos positivos de esta etapa que no querría perder; sí controlarlos, encauzarlos, pero no mucho más. En esta etapa, las cosas que me llegan no me dejan indiferente, y eso me resulta, si lo tengo que evaluar, gratificante. Esto es nuevo. Yo no era así antes, en absoluto. Era muy contenida, y he pagado también por ello. Ahora que puedo, me lo permito y lo suelto.

MARGARITA: Si tuviera que describir esta etapa en una palabra, diría que es una etapa vivida de forma muy positiva y con sosiego. Es algo muy presente en mi vida, y es curioso porque toda mi vida ha sido un poco mi caballo de batalla. He sido una persona muy visceral, muy emotiva. Siempre echaba de menos tener la suficiente serenidad y calma para abordar cualquier situación de exigencia, de conflicto. Y ahora me doy cuenta de que esto me ha venido dado, me lo encuentro sin perseguirlo, de manera que eso me permite vivirlo todo de una forma diferente, más plena, con más conciencia. De manera que en cualquier momento cotidiano que vivo las emociones están presentes, desde una simple ducha hasta cualquier cosa. Es un momento en que me escucho mucho a mí misma; el hecho de que ya no están los hijos, de que no hay esa presión constante de la educación, de la crianza, me ha dejado espacio para poder vivirme, y lo vivo todo de una manera más plena.

Comentaba la otra vez respecto a los cambios físicos la importancia que para mí tenía el contacto con otras mujeres, y a nivel emocional también está muy presente, necesito conectar con otras mujeres.

María Dolores: En estos momentos, me permito ser más cariñosa, menos exigente —soy bastante exigente—; es una etapa de más tranquilidad a pesar de tener algunos problemas importantes. Me gusta permitirme demandar cariño, pero no exigir. Siempre he ido de fuerte, lo que mostraba era desamor cuando lo que realmente quería era «Venid hacia mí». Esa etapa ha ido cambiando, estoy más sosegada. Por esa parte, me gusta. Lo que he descubierto es que cada etapa de la vida te da unas cosas negativas y otras positivas. Pero que la suma lo que hace es enriquecerte. A veces me acuerdo mucho de Isabel, de Janira. Antes me enfadaba cuando no tenía la intercomunicación que deseaba con ellas; sin embargo, ahora me da serenidad acordarme de las cosas bonitas que nos unen.

Ciertamente, las enfermedades que tengo hay días que me acobardan de dolor, pero es como si se me encendiera una luz, y pienso: «Si esto me hubiera pasado hace 20 años, ¿qué hubiera podido hacer?». Por lo menos ahora puedo estar acostada.

De lo que también me doy cuenta es de que sin las emociones estaría vacía. Ahora he empezado a acordarme incluso de cosas buenas con mi exmarido. Fíjate lo blanda que me he hecho que ya no es todo negativo, sino que incluso veo que, pobrecito, se ha muerto joven, lo cual no pensaba antes. Eso forma parte de la reconciliación. (*Se comenta que murió hace diez años.*)

Noto mucho la diferencia entre la gente que me rodea que han hecho terapia o participado en grupos de crecimiento personal y las que no, esa falta de permitirse ciertas cosas que las que nos hemos trabajado personalmente llevamos adelante.

Bueno, me gustaría pesar 20 kilos menos, pero es un placer comer. Pese a todo eso, me gusta ser como soy, me gusta emocionarme, pero ya no desde la rabia sino desde lo bonito. Por ejemplo, el domingo estaba en un mitin y lloraba y me acordaba..., pero no eran lloros de tristeza sino de decir «Todas esas vivencias me han hecho ser ahora como soy». Porque las emociones a mí me han hecho reconciliarme con la vida, y dentro de la vida están las personas que quiero, y también eso me ha ayudado a no maltratarme porque pienso que cuando te exiges tanto, sin darte cuenta te maltratas. Tendríamos que aprenderlo en la escuela, la escuela se tendría que aprovechar para crecer como personas.

Es bonito haber vivido mucho. Te da una riqueza interior que no mucha gente puede tener.

Candela: De lo que me he dado cuenta es de que he aprendido a valorar mi situación actual en todos los aspectos, a valorarla y a reconducir las cosas de una forma tranquila con la experiencia de todo lo que he vivido. Creo que todas las mujeres de nuestra edad tenemos que tener la sabiduría de todas aquellas cosas que hemos aprendido antaño, saber que cometerás mil errores más, y sin ningún problema ni remordimiento, reconduces y punto. Lo que antes me suponía machacar el ego, machacarme yo, ahora me da igual, no quiero que sea una prepotencia, creo que es muy bueno el saberme encontrar por encima de «Me da igual, yo digo lo que pienso, no creo que voy a hacer el ridículo, pero si lo hago no pasa nada». Tengo arrebatos, pero he aprendido a ser muy considerada con las personas, porque me he dado cuenta de que no es una forma de dar mi brazo a torcer en algo o de sentir que se me imponen, sino que sencillamente es una muestra de que respeto su opinión y ya está. Eso a veces me cuesta, es un trabajo que hago, pero me es gratificante porque al final del día me voy a dormir muy a gusto, me he enfadado menos, he estado más tranquila y he aprendido a respetar las cosas que hacen los demás.

A lo largo de toda mi vida he pasado, como todas las mujeres, miles de avatares —y otros tantos que tendremos que pasar— y he aprendido a pasarlos bien. Me he sentido a gusto pensando en todas aquellas cosas que me han pasado y para qué me han servido. Eso siempre me da mucha tranquilidad. Los días que estoy más enfadada —hay días peores, como nos pasa a todas— hago un poquito más de esfuerzo y me digo: «Sé inteligente y hoy no te metas en ninguna discusión porque, si no, saldrá mal el asunto». He aprendido cada vez más. Me costó mucho emocionalmente. Me ha costado mucho cortar con mis hijos, comprender que tienen una vida y que es su vida. Y además de madre, ahora soy abuela, que es otra etapa. Tengo que comprender muchas cosas de mis hijos y callarme en muchas ocasiones en que pienso que se van a equivocar o van a frustrarse. Me cuesta aceptar que ellos sigan su vida.

Como una gran mayoría de mujeres, he tenido que compaginar el ser madre y mujer, siempre compaginando mi trabajo afuera y mi trabajo con mis hijos. Sin embargo, pasado un tiempo y mirando la vida como una película, no me arrepiento de nada, de todo aquello que he tenido que reconducir. Todo para mí ha sido un aprendizaje, espero continuar haciéndolo cada día que pase, y estoy aprendiendo a ser buena conmigo misma.

Isabel: Yo, al igual que no he tenido altibajos emocionales cuando tenía la regla —muchas mujeres los tienen, están irritables—, tampoco los he tenido en la menopausia. Lo que me ha afectado siempre, de más joven y ahora, es el sol. En verano y en primavera estoy esplendorosa, y en otoño e invierno estoy como hibernada, más hacia dentro, tengo frío. Y eso me cambia el humor. Pero no necesariamente la edad.

Escuchando lo que decíais antes, me acordaba de mi tía de 80 años. Me hacía gracia, pero a veces me avergonzaba. A medida que te haces más mayor pierdes un poco el sentido del ridículo, dices lo que se te ocurre. En ocasiones, iba con mi tía por la calle y decía: «Esa señora va hecha una piltrafa». Y la señora estaba delante. Y yo decía: «Tía, por favor». O: «Esta... ¡qué gorda está!». Sin llegar a esos extremos, pienso que cuando te vas haciendo más mayor, lo mismo que cuando enfermas, es uno de los derechos que te permites, decir lo que piensas o hacer lo que quieres. Es como si sintieras que es tu última oportunidad.

Actualmente, me estoy trabajando eso que en el chamanismo se llamaría "la importancia personal", hacer cosas que no te permitirías por guardar las apariencias, por miedo a hacer el ridículo. Soy muy tímida, en concreto para hablar con los medios de comunicación. El otro día una amiga me pidió que presentara en la radio un proyecto colectivo, ella consideraba que yo era la persona adecuada para hacerlo, pero yo me negué. «Que vayan otras personas que lo hacen mejor que yo», le contesté. Y me dice: «No, si no hablas fastidias el trabajo de los demás porque no se ve, están invisibilizados». Y tuve que atravesar mis miedos al ridículo, a no estar a la altura, y muchos fantasmas que me aparecen. En estos momentos continúo siendo tímida, pero me importan menos las apariencias y pienso que las cosas las hago lo mejor que puedo y tienen un sentido para mí. Y ahora no lo paso mal si me pasan cosas que antes sí me avergonzaban. Por ejemplo, en una ocasión entré en el baño de un bar y se me quedó enganchada la falda larga que llevo en la cintura (*risas*) y sin darme cuenta me fui por la calle mostrando las bragas. Yo andando tan dignamente y alguien por detrás me lo hizo ver: «Disculpa, pero...». En aquel momento me sentí avergonzada, pero ahora —porque me ha ocurrido más de una vez— digo: «¡Ah, gracias!». Eso para mí es trabajarse la importancia personal, puedo permitirme romper la imagen que en otros momentos yo quería dar de mí.

SALOMÉ: Me dais una envidia sana, porque veo que las que habéis hablado y las que hablasteis el otro día también lleváis bien esta etapa, no como yo, que la llevo fatal. Me encuentro como Pepa, que no me contengo nada, noto que es de la rabia que me está entrando, del enfado que tengo. A veces soy muy brusca y la gente me lo echa en cara, pero como sé que lo que les he dicho no es mentira, no me importa que les siente mal. Eso me ocurre incluso conduciendo. Antes me hacían algo y yo me callaba, pero ahora les puedo decir de todo. No me callo, aunque no bajo la ventanilla para decírselo por si acaso el otro se baja y me devuelve la respuesta, pero noto que estoy sacando mucho enfado.

También me pasa como a ti (*se dirige a una de las participantes*), que lloro a la mínima. Antes no podía llorar y ahora lloro a la mínima, tanto por dolor como por emoción. Estoy muy sensible, muy blandita; incluso cuando me mandan, por ejemplo, un vídeo por Internet que me parece tierno o emotivo, me pongo a llorar. Pero espero y confío que viniendo aquí, a este grupo, me voy a reforzar.

Algo que he vuelto a recuperar y que tenía muchas ganas de hacer es escribir; siempre me expreso mejor por escrito que de palabra (*llanto*). Tengo varias libretas en casa. Estoy escribiendo los sueños y al margen voy anotando por qué había soñado eso, y trato de interpretarlo. Escribí también un diario, y eso también lo he recuperado. Eso es muy bonito y me siento agradecida. Incluso le he escrito una carta a mi hijo que he dejado sobre su mesa, en su cuarto. La carta no es muy larga, solo tres hojas —eso para mí es poco—. La cuestión es que, como estoy tan blandita, me pongo a llorar enseguida; mi hijo está preocupado. Tengo también el síndrome del nido vacío. En la carta le explico lo que me pasa e incluso le bromeo —ante mi angustia de que se vayan él y la novia a Estados Unidos— con que, con la excusa de ir a verlo, subiré a la Estatua de la Libertad.

Con todo esto quiero deciros que espero que aquí, en estas reuniones con vosotras, me ayudéis mucho. (*Alguien dice: «Y tú a nosotras».*) ¿Yo...? ¡Pues no sé cómo! ¡A base de lloros todos los días! (*Bromas, risas. Alguien le hace notar que está más guapa ese día y que se ha pintado los ojos.*)

Cuando me acepte un poquito, porque ahora mismo no me acepto. Tengo que controlarme el enfado que tengo... Trabajo cara al público. El otro día una señora me preguntó: «Y ahora, ¿por dónde me vuelvo?». Y le contesté: «Señora, ¡por donde ha venido!». Y eso no está bien. En vez de hacerme cafés, tendré que hacerme manzanillas.

BLANCA: Yo la verdad es que es una etapa en la que estoy confundida, porque siempre he sentido que no me he atrevido a decir las cosas, siempre me lo he tragado todo. Por una parte, me gustaría soltar, porque me siento reprimida cuando algo me molesta o me sienta mal. Y por otra, me gustaría que no me afectase, y en ese aspecto, pues no sé, hay veces que me dicen cosas y no me afecta y otras veces que me pillan con el ánimo más bajo y me molesta más. Me tendría que trabajar el decir las cosas que me molestan.

A mí me pasa lo que a Isabel, que en invierno hiberno y no me apetece salir. Y cuando hace sol, estoy más contenta, y cuando sale el día nublado, mi ánimo decae.

Con respecto a los hijos, el mayor se ha ido a vivir solo y el pequeño ya tiene planes, y entonces he cogido un perro, es un fastidio, pero para mí es una necesidad, es un *falderillo*,[8] de esos que me acuesto y me tapo con una manta y él se tumba, y eso me hace mucho bien.

¿Cambios? También soy muy tímida. No sé, yo me tendría que trabajar tantas cosas que no sé si acabaré el día que me muera.

Celia: Me enfado más. Lo que pasa es que tengo un trabajo cara al público, y reconozco que últimamente a veces tengo brotes de enfado que no controlo bien. Eso es algo nuevo para mí. Te quedas a gusto. Es como una masturbación mental: te enganchas, yo me doy cuenta de que te enganchas. A veces, el límite entre la expresión del enfado y el fastidiar al otro es un poco imperceptible. A mí me ha tocado pedir disculpas más de una vez, porque una cosa es la expresión genuina de tus sentimientos y de tus emociones y otra es machacar al otro. Tengo más libertad con la edad, eso ya lo habéis dicho otras. Yo creo que es la asertividad: el decir que no cuando quiero decir que no. Esto ha sido un cambio en mi vida, porque antes decía que sí a todo y me encontraba haciendo muchas cosas que no tenían que ver conmigo. Ahora soy muy cuidadosa cuando digo que sí; digo que sí a muy pocas cosas, porque además luego me agobio.

---

8. *Falderillo*: perro pequeño que tiende a subirse a las piernas, a la falda, para recostarse.

El exceso de cosas lo vivo mal. Eso es algo que he aprendido, a decir que no: «No, mira, muy interesante, pero con esto no puedo», o: «No me cabe». Es como un disco duro, que está lleno y ya no me caben más cosas. Ese es uno de los motivos de enfado conmigo misma, cuando acabo saturada de cosas. Entonces he aprendido a medirme, a acoplar la realidad a mi propio cuerpo.

Pero también me enfado por tonterías, en el trabajo, a veces algunos compañeros, a veces la pareja... Yo qué sé, ¡tonterías! Porque realmente no son cosas importantes. Pero es como una olla que hay ahí y a veces salta y ¡pluff!, como las ollas a presión que de repente sueltan un vapor y te sale. A mí, eso, antes no me pasaba, francamente.

Digo las cosas que me apetecen, donde me apetece y como me apetece. Es un paso adelante, lo veo positivo; pero no sé, a veces me cuesta encontrar el equilibrio.

Hay días, cuando llego a casa del trabajo, me ven la cara... y mejor que ni me hablen, porque la vamos a liar. Lo que he aprendido es que a veces la rabia la paga quien no la tiene que pagar. Tampoco es justo. Que el enfado que traigo del trabajo debo dejarlo en el trabajo, no llevarlo a casa.

¿Otros cambios? Estoy menos triste que cuando tenía la regla. Me doy cuenta de que con la regla sí que había partes del mes que yo conectaba con la tristeza. Era una mujer muy melancólica, es decir, que conozco bien la tristeza. Bien, pues ahora que no tengo la regla, estoy un poco con el encefalograma plano, emocionalmente hablando. No hay grandes subidas ni grandes bajadas, así como durante la regla sí que había cambios cíclicos (lo que tiene su punto,[9] ¿eh?), ahora no, ahora no tengo grandes baches de tristeza, pero tampoco grandes baches de pasión. Hay una cosa como más plana. Me sigo apasionando por las cosas, pero menos. Cuando digo las cosas, no digo solo las relaciones amorosas, no, digo en general; y las cosas las encuentro un poco más aburridas, en general, me apasionan menos.

Pero, por otra parte, también es más sereno, más sabio y es más genial. O sea que está muy bien. También tengo menos miedo. El miedo es una cosa que ha desaparecido bastante de mi vida, el miedo al futuro, a la muerte, a lo que pueda pasar con mis hijos, conmigo... Eso ha desaparecido, la sensación de miedo. Eso lo vivo como una ganancia, vivir con menos miedo.

¿De las otras emociones? El sentido del humor. Me cuesta, ¿eh? Tampoco está la vida para andar riéndose conforme está el patio.[10] Realmente, es algo que noto que me cuesta. Me río poco. Y eso que me doy cuenta de que en esta parte de mi vida, dado que no tengo miedo, o no mucho, me puedo enfadar y me lo manejo, y que dado que no estoy especialmente triste y que sé un poco más lo que quiero hacer, creo que es el momento de reírme más. Es así de simple. La ecuación es así de simple. Pero al estar en encefalograma plano, emocionalmente hablando, con el sentido del humor, de la risa, también me cuesta conectar. Y del resto de las emociones, no sé qué decir.

---

9. "Tener su punto": expresión coloquial que significa que algo o alguien resulta interesante o atractivo.
10. "Conforme está el patio": expresión coloquial que significa "conforme están las cosas".

En general, estoy muy bien. Estoy muy centrada. Y realmente me manejo, cuando hay un problema, por ejemplo, o una preocupación, pues lo manejo bastante bien; no es algo que me hunda o que me entre la obsesión, y a darle vueltas, y... «¡Ay, pobre de mí, qué desgracia tengo!», y «¿Por qué esto me ocurre a mí?», como en otras épocas de mi vida. No. Veo el problema, miro a ver qué puedo hacer, y como decía aquel: «Si puedes hacer algo, para qué te preocupas, y si no puedes hacer nada, para qué te preocupas». Estoy un poco ahí. Está bien el punto emocional en el que estoy, pero noto que me falta un puntito de reírme más. Eso es lo que echo de menos.

JANIRA: Al contrario que Celia, siento que me río más, noto que al bajar la guardia, me resulta más fácil la risa. Otra cosa por la que he luchado mucho tiempo es por la tolerancia, por ser tolerante. Como he sido —y aún lo soy, pero mucho menos— tan reivindicativa y tan guerrera, paralelamente he tenido muchos encontronazos. Me he acordado de una situación de la semana pasada que me dio la medida de que sí. ¡Por fin! ¡Lo estoy consiguiendo, soy más tolerante! Una amiga me comentó que estaba descontenta con la señora que la ayuda en casa y no sabía cómo despedirla. A principio de semana, la señora le dijo que se encontraba enferma y mayor y que no iba a volver. Mi amiga quedándose la mar de ancha contestó: «Me alegro de lo que me dices, porque últimamente no hacías mucho». En otro momento le habría dicho cosas como: «¡Cómo has sido tan poco sensible!, ¡Qué falta de miramiento!», etcétera. Me dije: tranquila, que si de esto hacía 10 días y ya no tenía remedio, que lo dejara correr, que ya sacaría el tema en otro momento y podríamos reflexionar. Otra prueba de que lo estoy consiguiendo es cuando conduzco, casi no me enfado cuando la gente hace cosas que no me gustan. Me divierte cuando otro conductor o conductora me ponen mala cara o se encolerizan por una maniobra mía que no les parece bien y yo les sonrío. Noto que se descolocan, y me gusta, el resultado es que me relajo. Antes me metía en la situación y decía palabrotas e insultos para desahogarme. Reconozco que se me escapan alguna vez, pero...

También noto que he cambiado el tono en que digo las cosas. No renuncio a decir lo que pienso, pero soy consciente de que pongo más cuidado cuando las digo, busco el momento más adecuado a la hora de hablar, o simplemente me callo. Solo hay una excepción, cuando me preguntan directamente mi opinión las personas que me conocen —sabiendo lo directa que soy—, diciéndome: «¿Tú qué piensas?». Yo les aviso, les digo: «¿De verdad lo quieres saber?». Pues ahí va, a veces les molesta, pero se arriesgan.

De pequeña era muy llorona, dejé de serlo al crecer; no es que no me emocione, pero las lágrimas son otra cosa. Desde hace un tiempo las estoy recuperando, a veces me sorprenden en situaciones inesperadas. De todas maneras, bienvenidas.

Para mí ha sido importante ser escuchada y participar en los grupos, en este momento me encuentro más cómoda escuchando sin más. Al escuchar a veces pienso: «Madre mía, si antes con tal de hablar decía las tonterías que están diciendo, qué guapa estoy callada». En uno de los grupos en los que colaboro organizamos seminarios sobre temas de actualidad, y después de la charla hay un debate sobre lo que se ha dicho. Yo me encargo del turno de palabras con un micrófono móvil; a veces lo paso fatal, la de tonterías que decimos con tal de ser protagonistas. Afortunadamente, no tengo mucho sentido del ridículo, pero reconozco que es bueno recuperarlo. Una vez más, este sentido me es contradictorio. Me desconcierta estar bien en esta ralentización de todas mis actividades. Noto que pongo menos pasión. Me sigo ilusionando por las cosas, pero me conformo más pronto si no salen o no se hacen como yo espero. Me digo: «¡He hecho lo que tenía que hacer!, ¡Por mí no ha quedado!», y ya está. Antes hubiera pensado: «¿Qué más puedo hacer? Hablaré con fulana o intentaré esto o aquello». Ahora no lo hago, promociono la actividad, y si sale, ¡bien!, y si no, también. A eso lo llamo perder la pasión, a no hacer lo imposible para que salgan las cosas. Siempre me he considerado una mujer cariñosa —que no zalamera—, ahora me reconozco tierna, sé que son matices, pero lo noto así.

En cuanto a la sensación del nido vacío, ya no la tengo. Mi hija se fue por trabajo a otra ciudad hace 14 años, mucho tiempo. A veces me pregunto cómo es posible que pase una semana sin hablar por teléfono con ella. ¿Cómo es posible que no llame a mi hija en una semana? Ella sí que lo hace una vez a la semana, y su saludo es siempre «Hola, mamá, ¿cómo estás?, ¿qué haces?», en tono cariñoso.

El resto de las cosas que me gustan las sigo haciendo. Una cosa nueva es que busco más tiempo para estar sola. Me doy cuenta de que estoy dejando que "caiga" gente por el camino.

A mí me gusta cuidar, las que me conocéis lo sabéis; cuidar a las personas que quiero me encanta, me es fácil. Reivindico el cuidado entre nosotras, es importante, pero en estos momentos de mi vida estoy dejando "caer" a las personas a las que yo cuidaba, si no me siento cuidada por ellas. No obstante, cuando quiero saber de alguna de ellas, las llamo y punto. Lo que me da tristeza es la situación de mis amigos. Todos y todas estamos entrando en una etapa en la que se nos empieza a morir gente por enfermedad, que no les toca por edad. Otros están haciéndose mayores de una manera complicada, etcétera. Me parece que las mujeres tenemos más fácil recurrir a una amiga que nos acompañe en cualquier situación. Ellos tienen pocos referentes masculinos, pocos colegas que estén por la labor de hablar de estas cosas. Son hombres buenos a los que quiero, me dan pena. Pero es su problema. Mira por dónde, toda la vida pensando que ya se arreglarán y ahora me preocupo por ellos.

También reconozco que me siento bien cuando estoy con la gente joven. Por mi trabajo, siempre los he tenido alrededor. En consulta, en los cursos que daba, etcétera. Pero ahora me gusta estar con ellos y ellas, quedarme en segundo o tercer lugar, escucharlos, compartir lo que piensan y, de vez en cuando, pincharles, cuestionar lo que dicen, en fin, disfrutar de su compañía.

Otra cosa que me preocupa, y mucho, es no repetir esas cosas que hacen las personas mayores, que me molestan y que me producen rabia. El otro día me encontré en una situación en la que me dije: «¡Socorro!». Fue hablando con mi compañero y queriendo tener la razón en algo que era una tontería. Me escuché diciendo: «Es lo que yo digo». Pensé: «Tengo que trabajarme esto. No me gusta nada verme ni ver a la gente mayor, o a los matrimonios que llevan mucho tiempo juntos, que por una tontería y de la manera más absurda se enganchan en una bronca por reivindicar no sé qué». Y en esas ando yo en este asunto, preocupada y ocupada.

ROSALÍA: Yo he perdido muchas cosas a nivel físico, pero he ganado muchas a nivel emocional con los años y con el proceso de vida. Los años han implicado también vivencias y trabajo personal. Sobre todo he ganado también aplomo, y soy mucho más concreta, pierdo menos la energía y el tiempo. También soy más sutil a la hora de expresar, de relacionarme con los demás; le doy mayor importancia a las relaciones, quizá porque tengo la vida más asentada a otros niveles de trabajo, de mi propio espacio. Como que ahora ya tengo esa base y me relaciono de otra manera con los demás. Por otra parte, voy buscando puntos medios y referencias propias a la hora de moverme, de relacionarme, de implicarme.

También me he dado cuenta de que soy menos dependiente de la aprobación que tú decías antes, hablabas de la "importancia personal" (*se refiere a Isabel*), yo pensaba que era la aprobación de lo externo. El otro día iba en el metro y me di cuenta de que había unas jovencitas pendientes de que si el pelo para aquí o para allá y de mirarse en el espejo; pendientes de los demás y de si le he dicho esto o lo otro —algo que quizá yo en otro momento también hacía—. Entonces yo me vi a mí misma mirando lo externo, pero sin darle mayor importancia; yo estaba centrada en mí, en mis cosas, en cómo me sentía yo, en cómo estaba vestida yo. Mi referencia era más yo y lo interno que lo externo. Entonces eso me da mayor libertad y tranquilidad. Es un relax esto de no estar tan pendiente de que te den el aprobado o el suspenso. Es muy difícil, pero hace que la gente esté tranquila, que pueda realmente ser ella misma y soltarse en la vida; el tener una base, por un lado, y por otro, no estar tan pendiente de lo que te puedan decir los demás.

Luego he ganado confianza también en saber que ante las dificultades yo voy a buscar salida; no sé lo que puede pasar, pero frente al enigma me voy a mover y algo saldrá.

El miedo ha descendido, claro. Sabiendo que voy a salir adelante con lo que sea, pues hay menos miedo, lo que hay es superación constante.

Eso es lo que podría resumir mi proceso de madurez, lo que podría decir en este momento. Va unido con la menopausia por la edad, pero no lo relaciono con la menopausia, sino con el proceso vital, con el momento y todo lo que me ha tocado vivir y cómo lo he encarado.

Pepa: En relación con el tema del miedo que ha sacado Celia y que tú estabas comentando ahora (*se refiere a Rosalía*), yo no había sido consciente de ello, pero efectivamente atravesarlo y superarlo da mucha tranquilidad. En alguna ocasión podríais pensar de mí: «Esta es una loca circulando por la vida», pero algo muy bueno es que tengo los dos pies puestos en el suelo, nunca olvido lo que tengo alrededor y eso me ayuda a no cometer locuras. Con el miedo vemos también nuestros propios demonios y podemos trabajarlos y trascenderlos.

No es un proceso fácil, porque a veces me meto sin darme cuenta en enfados o historias bastante fuertes y no lo pierdo todo por puro milagro.

Otra cosa que vengo observando es cómo parece que tenga en las células la carga de la historia de toda mi familia, el inconsciente colectivo. Para que entendáis, el otro día una familiar me contaba que estaba metida en un proceso de fertilización in vitro. Era un tema sobre el que nunca había estado interesada porque no se me había presentado directamente. Y de momento, cuando me encontré sola, pensé atemorizada: «Esto saldrá mal porque van a manipularla». De verdad, no era consciente del miedo que tenía a que pasase algo, el miedo a lo desconocido. Y tuve que pararme un segundo y tranquilizarme. Esto me pasó ayer, pero me doy cuenta de cómo me van apareciendo continuamente cosas que me frenan, y cuando lo siento, tengo que pararme y razonarlo.

En relación con lo que has comentado tú (*se refiere a Isabel*) sobre el tema del ridículo, yo he tenido un sentido del ridículo impresionante toda mi vida, pero en estos momentos ya he superado cosas como lo de llevar una falda subida. Recuerdo una vez que fui al cuarto de baño en la casa de unos amigos. Cuando salí del cuarto de baño, no me había dado cuenta de que me había subido el pantalón y se me había quedado enganchado el rollo de papel higiénico (*risas de todas las mujeres*) y atravesé todo el salón con el rollo de papel higiénico detrás, hasta que vino uno de mis amigos y me hizo: «Toc, toc...» (*hace un gesto de darle un golpecito en la espalda*). Me miré y dije: «¡Uy!, me he llevado el rollo de papel higiénico...», porque esa situación es de las que te caes y te mueres de la vergüenza o la resuelves más o menos así.

María Dolores: ¿A vosotras os ha cambiado el ser mayores?

Celia: Convivo con mi pareja desde hace 34 años, tenemos la misma edad. Pienso que algunos aspectos tienen que ver con la edad porque algunos de mis cambios también los veo en él: menos arrebatos, más centramiento, más tranquilidad, más asertividad y serenidad, menos sentido del ridículo, y hacemos más aquello que queremos hacer. Es decir, tengo la impresión de que se dan igual en hombres que en mujeres. También veo coincidencias evolutivas: no voy por la vida igual ahora que cuando tenía 20 años o 40. Probablemente hay una parte que se da igual, pero quizá se dé también un hecho diferencial entre hombres y mujeres porque las hormonas no son iguales. Quizá todo lo que estamos comentando de los altibajos emocionales se deba a que el ciclo de los estrógenos y la progesterona ha desaparecido. De hecho, el síndrome premenstrual está muy descrito, es decir, ocurren cosas en las mujeres en la segunda parte del ciclo que tienen que ver con todos los cambios hormonales. Y, evidentemente, en la menopausia cuando desaparecen los estrógenos y te quedas sin ellos, también hay cambios; no sé si los estrógenos tendrán que ver con la capacidad de apasionarse, no lo sé. Y probablemente ese es un hecho diferencial porque los hombres ni han tenido los ciclos menstruales que hemos tenido las mujeres, ni tienen esa bajada de estrógenos tan importante que tenemos nosotras. Pero tienen otros cambios hormonales, sus próstatas y sus problemas...

JANIRA: No todas somos iguales. Yo no he tenido esos altibajos hormonales, ni los cambios de humor, ni con la regla ni con la menopausia, o no he sido consciente de ello. Como médica, sabes que las alteraciones son parecidas en ambos casos. Afortunadamente, los síntomas han sido suaves con excepción de "los calores", que por cierto aún los tengo (*se dirige a Celia*).

CELIA: Hay un factor común entre hombres y mujeres, que es el proceso de hacerte mayor. Al menos yo lo veo así con mi pareja.

JANIRA: Entonces la regla no tiene nada que ver.

CELIA: Sí, claro que tiene que ver. Yo ahora que no tengo la regla no tengo esas subidas y bajadas que tenía. Y las tenía. No notaba igual el cuerpo en una parte del ciclo que en otra. Aparte de que las tetas se me ponían como dos carretas y de que era una cosa muy desagradable todo el tema premenstrual: tenía dolores de cabeza importantes todos los meses y me notaba emocional y anímicamente diferente; de ser una parte del ciclo a ser otra, sí que lo notaba. Eso ha desaparecido, lo cual tiene ventajas. Ya no me duele la cabeza. Pero también hay cambios emocionales que tienen que ver con la ausencia de la regla, y esa ausencia de subidas y bajadas hace que las emociones sean como más planas. Eso es lo que yo he notado.

BLANCA: Yo trato de hacer desaparecer las emociones negativas, la rabia y la frustración, porque me causan mucha infelicidad. No sé si será bueno o no, pero lo que me molesta procuro evitarlo. También la meditación me va bien cuando tengo una preocupación o estoy estresada; me ayuda a que se me pase, y a las 12 de la noche se me ha olvidado el problema. Trato de eliminar las emociones negativas todo lo posible.

ISABEL: En mi caso, me siento más serena. Siempre he tenido una parte de serenidad, pero ahora la tengo más clara. Me siento apasionada por la vida, por las cosas de la vida, quizá en pequeñas cosas, pero pongo pasión en lo que me gusta, me implico.

A veces noto tristeza, por ejemplo cuando decís lo de ser abuela. No podré serlo, y eso me produce un poco de nostalgia. Por otra parte, pienso, biológicamente no puedo ser abuela, pero puedo hacer *maternaje* y *abuelaje*[11] en cualquier momento; quién sabe si a lo mejor la vida me pone delante a alguien a quien tengo que amadrinar... y no me refiero a como se hace habitualmente en cooperación.

Me han cambiado los gustos. El cine me gusta y me gusta ver películas interesantes, pero ahora, cuando llego a casa can-

---

11. *Maternaje y abuelaje*: ejercer de madre y de abuela.

sada del trabajo y que, después de sacar al perro a pasear, se me hacen las 12 de la noche para cenar, me encanta ponerme la serie cómica de *Aquí no hay quien viva*. He visto los episodios repetidas veces, pero me pasa como con las películas de los Hermanos Marx: me río mucho, una y otra vez. Tengo necesidad de reírme; me hacen mucha gracia los personajes, y me veo a mí misma cenando y riéndome sola a carcajadas. ¡Qué bien! Porque después de ver las noticias quiero ver algo de risa. No muchas cosas me hacen reír, pero con esa serie la risa está garantizada. Tengo poco sentido del humor, soy más bien seria, no soy chistosa como lo es alguna gente. Eso también se aprende. En mi familia no ha habido gente así, chistosa. Soy más bien filosófica. Pero me encantaría reírme mucho, y cuando tengo la oportunidad, lo disfruto, me río muy a gusto, y también me gustaría hacerlo en compañía. Recuerdo que en una jornada de mujeres vino una cómica vasca y me reí a carcajadas. Pocas películas y pocas personas me hacen reír a carcajadas, pero cuando lo hago, es una maravilla. Desgraciadamente vivimos en una sociedad donde el drama se cultiva mucho más que el humor.

JANIRA: En esas jornadas feministas (*hace referencia a un curso donde la coordinadora decía que cada una de las personas, a su manera, tenemos nuestra parte cómica*), yo también conocí a una payasa, la *conclusionista*,[12] la llamábamos. En aquel momento, yo estaba a punto de cambiarme a una

---

12. *Conclusionista*: la que hacía las conclusiones de las jornadas en clave de humor.

consulta nueva. Me pareció buena idea inaugurarla con un taller de *clown*. Así lo hice. Esa mujer hizo que nos diéramos cuenta, a través de ejercicios y de diversas actuaciones, de la importancia de reconocer al payaso o la payasa que cada cual lleva dentro. Que no se trata de imitar, sino de atreverse a ser. Nos disfrazamos como cuando éramos niños y niñas. Nos reímos mucho durante todo el taller y nos cambió la cara, y algo más durante ese tiempo. Celia, que vino a uno de los tres talleres que organicé, lo puede corroborar. También nos dimos cuenta del lastre que supone tener un excesivo sentido del ridículo. En cierta ocasión, recuerdo que iba con Pepa por los Jardines de Viveros, por la parte de afuera, y nos salió un exhibicionista, abrió su abrigo, iba desnudo. Frente a esa exhibición, las dos nos echamos a reír y muertas de risa (*risas de todas*) le dijimos: «¡Qué manera de hacer el ridículo, buen hombre!». Y aquel se tapó y se fue. Y las dos, sin parar de reír nos dijimos: «Mira que a estas alturas hacernos esto...». Y el rememorar esto, como veis, ha hecho que de nuevo volvamos a reír. Como dijo la payasa: «En mí también hay una cómica». Es bueno ejercitarlo y compartirlo con las amigas, con la gente que nos quiere, porque en un momento dado haces o dices una tontería, desdramatizas una situación y la risa resulta más fácil.

MARÍA DOLORES: Se dio una conferencia para papás y mamás en la Asociación de Asperger. Y en un momento dado mi nieta dijo: «María Dolores, aquí hay un montón de Asperger». Y yo me tronchaba de la risa. Y luego alguien riñó a mi nieta, y la nena, que tiene cinco años, se giró y le dijo: «Mira, a mí me hablas con "educación", y si no, no me hables». A mí me entró una risa... Esa niña, mi nieta, es como las mujeres de mi familia, la vi discutir con un niño el doble de grande que ella ¿Qué quiero decir con esto? Cuando estoy muy triste, me acuerdo de cosas que me han hecho reír, cosas bonitas. Me hace reír mucho mi pareja. Anoche mismo decía: «Cada vez que salga este político (*se refería a uno en concreto*), yo haré *contrapolítica*», y cada vez que salía en pantalla, ella iba pasillo arriba y abajo con una bandera. (*Risas.*) Es una payasa».

Sí, es verdad, necesitamos reírnos (¡con lo poco que cuesta!) y demostrar con ello que nos queremos. Esa es la mejor medicina. Cuando yo me he reconciliado con la vida, se me ha ido la tensión alta que tenía desde hace un montón de años y que tenía que controlarme con pastillas. Me he permitido ser humana, aceptarme los fallos y reírme más. Por ejemplo, cuando Janira viene a cenar a casa, se divierte muchísimo esperando que mi pareja me diga «Ratita». Son cosas tan insignificantes pero tan necesarias para el día a día que pienso que sin eso ya no podría vivir. Y a la vez, emocionalmente, nos hacemos más tolerantes. Aunque a la gente que quiero y estoy unida emocionalmente no la vea tanto como me gustaría, pienso y siento que las quiero por encima de todo. Y eso lo he ganado con la edad.

Quiero comentaros una anécdota: mi pareja y yo estábamos el otro día planteándonos si en algún momento podríamos tener problemas legales y si nos convendría casarnos. Así que me fui a la oficina de la Seguridad Social a preguntar lo que perdería si me caso. Cobro una pensión por viudedad y tengo la incapacidad permanente. La funcionaria me preguntó: «Pero, bueno, él...». Y yo le respondí: «No, mi pareja es ella...». Bueno, no podéis imaginaros la cara que ponía al escucharme... ¡Una mujer mayor hablándole de que su pareja es "ella" y de casarse! (*Risas.*) Pensaría: «Y la abuela esta...». Pues no sabéis lo que me he reído luego recordando su cara de sorpresa. Yo en otra época no hubiera ido ni a preguntar, y ahora por lo menos he provocado. Buscaremos otra solución.

JANIRA: Una pareja de hecho.

MARÍA DOLORES: Tampoco. La jubilación no la pierdo, pero la pensión de viuda sí, «siempre y cuando entre los dos no rebaséis el 75 % del salario mínimo. ¿Él en qué trabaja?». Y respondo: «Es médica». «¡Ah!», dijo. Se quedó perpleja. (*Risas.*) Habrá pensado: «¡Vaya abuela!». Y le añadí: «No estamos juntas hace demasiado, solo 19 años». (*Risas.*) En otro momento le hubiera montado una bronca, pero ahora me he reído y me he hecho un regalito: un *carajillo*[13] y un trozo de tortilla antes de irme al *spa*. Es decir, hay que aprovechar esas cosas con sentido del humor. Siempre he sido muy jocosa, me he reído mucho de la vida, y todavía me sale esa parte.

MARGARITA: En torno al tema de la risa, quiero comentaros que hace un par de años notaba esa gran ausencia en mi vida:

---

13. Carajillo: café con un toque de coñac o de ron.

la risa. Así que, como no me reía, decidí hacer un taller de *clown* dentro de un curso de risoterapia. No contacté con la risa, pero me hizo contactar con la ternura, con una gran ternura, hacia mi padre, porque lo veo mayor, o como un niño... Pero el gran regalo ha sido la ternura hacia mí misma que he sentido por primera vez; es decir, de pronto me di cuenta, cuando me veía en el espejo o me bañaba, de la ternura que me producía; empecé a acariciarme tal y como había visto allí y me generó una gran ternura. Y me sigue ocurriendo. Para mí ha sido un gran hallazgo y el gran regalo en esta etapa de mi vida.

JANIRA: La ternura en los duelos aparece muchísimo, va muy unida a esas situaciones. Sentimos ternura por la persona que se ha ido y por la que siente el dolor de la pérdida. A mí la muerte nunca me ha dado miedo y ahora todavía menos. Supongo que este tema se tocará cuando hablemos de la espiritualidad. Antes pensaba que estaba muy lejos... Y ahora sé que cualquier día puede ser bueno para morirse. Pero de momento prefiero no irme. Hace tiempo que no organizo cosas en mi trabajo. He dejado de organizar. Pero ahora, hablando con vosotras, pienso que quizá estaría bien organizar algo sobre la risa. Le voy a poner ilusión y un poquito de pasión. Hace tiempo que no sé nada de la cómica, pero la buscaré. Los fines de semana los disfruto muchísimo con mi gente, con mi jardín, haciendo un montón de cosas, o ninguna. Creo que valdrá el esfuerzo volver a organizar un taller de *clown*. Os avisaré.

CELIA: Es lo que Isabel decía de apasionarse por las cosas. La diferencia está entre apasionarse por grandes proyectos o apasionarse por las pequeñas cosas. Es cierto que en mi caso hay un punto de pasión por las pequeñas cosas: la jardinería, el sentarme a ver una tontería de la televisión, comer... ¡Qué desastre!, es lo que tiene el hacerse mayor, que todo te está bueno, antes era muy asquerosa para comer y ahora me resulta todo buenísimo. ¿Cómo es posible? Es uno de los placeres que tengo en estos momentos: la comida, todo me está buenísimo. Claro, tienes que ir restringiendo, porque si no los kilos aumentan. Pasear, el agua, bañarme..., yo qué sé, sí que hay un punto de placer en las cosas sencillas de todos los días. Pero yo no hablaba de ese tipo de apasionamiento. Yo hablaba del apasionamiento de «¡Ah! Vámonos a hacer no se qué».

ISABEL: Es que la energía ya no la tenemos igual.

CELIA: No, no.

ISABEL: Te puedes apasionar por las pequeñas cosas; por ejemplo, yo ahora en esta reunión me siento excitada. Estamos hablando tranquilamente, no es nada extraordinario, no está ocurriendo nada especial, y sin embargo me siento como vitalizada. A eso me refiero, a vivir con pasión las cosas que me gustan. Me da gusto escucharos, me gusta también tener la posibilidad de hablar, porque ¿con quién voy a tener la posibilidad de hablar de estas cosas pequeñas? Tener la posibilidad de hablar, de que te escuchen, de poder escuchar a otras personas, eso me estimula. Esos tipos de pasión, donde sientes la excitación en el cuerpo aunque no se te note. A cada cual le puede apasionar una cosa: la comida, un baño, un paseo... Tengo menos tiempo ahora porque me gustan muchas cosas que quiero hacer, pero cuando tengo tiempo para hablar con las amigas, de tomarme un cafetito, lo vivo con pasión. ¿Por qué? Porque es un rato bueno que nos damos. Es decir, se trata de vivir las cosas más apasionadamente precisamente porque tienes menos tiempo o sientes que la vida es más corta para ti. Me gusta sentirme apasionada, excitarme por esas cosas, aunque a veces tenga momentos de tristeza. Y en general tengo poca rabia, en mi vida he tenido poca rabia. He sido más melancólica que *enfadona*, aunque por supuesto que también me enfado.

CANDELA: A mí me pasa también; he aprendido a seleccionar a la gente. Se ha ido gente, se ha ido quedando por el camino. A veces llamaba, «¿Cómo estás?», y no recibía respuesta; de repente pasa tiempo, ya no sabes de esa persona y al final opto por no llamarla porque a lo mejor estoy forzando una situación.

Y luego también me he sentido como más *descafeinada*: no tengo los arrebatos grandes de llanto o de alegría. Al principio me sorprendió a mí misma, me preguntaba si me estaría haciendo insensible, yo que siempre había sido tan llorona, lloraba enseguida. Mi madre me lo decía. Y ahora no. Ahora veo cosas fuertes, presencio cosas y digo: «Esto deben ser los años, la experiencia». Lo cierto es que me pasa. No disfruto demasiado con las cosas fuertes. Y he aprendido a disfrutar con las cosas pequeñitas, a apasionarme por aquello que me gusta: desde hacer un *sodoku*, a leer la novelita, preparar un viaje... Me hago mis ilusiones y disfruto mucho sin grandes pretensiones. A veces me digo: «¡Mira lo que has disfrutado!». No es algo extraordinario, pero la verdad es que siento que he de disfrutar de las cosas pequeñitas; antes no lo hacía y ahora que mi energía ya es menor y no puedo hacer muchas cosas que hacía antes, pues ahora toca hacer eso, lo hago y me encanta. Si hay que sufrir, ya me llegará. Esas cosas vienen solas.

¿Y el miedo?, también he vivido temporadas con miedo, con sueños, con todo... También es que nos hacemos mayores. Pero yo, en general, no he tenido miedo.

Pepa : Tengo 63 años. Mi referencia es mi madre. Murió con 84 años. Yo no puedo vivir menos que mi madre. Me quedan veintitantos años y ya empiezo a pensar en lo que hice con 23: me casé con 23 años y además me cambié de lugar, me fui de Madrid para venir a Valencia. Reviso todo lo que hice hasta los 23 años. De los 23 hasta los 63 han pasado 40 años.

A mí me molesta mucho que me den collejas.[14] Una cosa es que me toquen y otra que me riñan. No lo soporto. A estas alturas de mi vida que me riñan... ¡Ya está bien!, ya me he hecho mayor. Y lo que vivo como collejas es cuando me preguntan sin parar: «¿Tú no haces nada?», «Cuéntame en qué estás metida

14. Colleja: golpe que se da a alguien en la nuca con la palma de la mano.

porque ahora yo me voy a jubilar...», «¿Y no viajas?, ¿adónde has ido?». Pero así, eso es lo continuo de la gente. Todo el mundo piensa que he de estar haciendo muchísimas cosas. Y me molesta profundamente. «¿Alguien puede aceptar que se puede estar sin hacer nada?», les digo. Eso es lo que hago yo. Pero no se puede aceptar. Tendría que estar en la universidad haciendo los cursos para mayores, en los cursos de no sé qué, en las ONG. Y yo no hago nada en estos momentos. Lo que hago es disfrutar de lo que tengo que disfrutar ahora después de 40 años.

Mi madre, cuando ya tenía 80 años, me decía: «Hija mía, con 4 años saliste de casa y no has vuelto». Es verdad, nunca volví a casa. Y ahora, cuando ha llegado el momento, he pensado que me vuelvo a casa y estoy disfrutando de esas pequeñas cosas. Esta mañana me he ido con una amiga a pasear por la playa y ayer quedé con otra para hacer lo mismo. Me parece un regalo de la vida ¡de tal calibre!, y no todo el mundo lo puede hacer. La gente que estáis trabajando lo tenéis más difícil. Pero a mí me ha tocado y empiezo a apreciar los regalos que la vida me está haciendo. Pero yo me los he buscado también y me los cuido. No quiero hacer y hacer cosas. Eso es lo que me pasaba antes, hacía y hacía, siempre estaba en otra cosa; por eso, ahora quedarme en casa esperando que una amiga me llame para proponerme que nos vayamos a comer o a dar un paseo es importante para mí. Antes yo era la que siempre llamaba, me daba miedo quedarme sin amigas. Pero ese miedo ya lo he pasado.

JANIRA: Respecto a las relaciones, sabéis que me ha "ahijado" una niña que me llama *iaia*[15] y la verdad es que es divertido. No creo que se pueda querer más a una niña de tu familia; esta es una personita que te ha elegido, y si aceptas, tienes que ejercer de *iaia*, pero con todas las consecuencias. Con ella hago cosas impensables en otra época. Mi abuela, mi tía y mi madre me prohibieron jugar en la cama, y ahora viene esta cría y se tira allí y dice: «*Iaia*, ¿jugamos a acostarnos en la cama?». ¿Y por qué no?, pienso, si la colcha se lava en la lavadora. Y con zapatos y todo. Ya lo hice con mi hija, pero ahora lo disfruto más. Es emocionante ejercer el *maternaje* y el *abuelaje* con cualquier personita.

Y en relación con lo que decíamos de los perros. No me gustan nada si son pequeñitos por una experiencia que tuve de pequeña, los veo y el primer impulso es darles una patada. La niña tiene una perra que se llama *Lupe*. Y la perra también me ha *ahijado*. Y cada vez que viene la *Lupe* me alegro y le digo tonterías que no le digo ni a la niña. Estas cosas son un disfrute. No soy la responsable de la niña ni de la perra, pero sí colaboro en el cuidado y la educación. Cuando estás tranquila, cualquier cosa la puedes disfrutar y si es una niña de 5 años, que además es lista, cariñosa, graciosa..., y además hay una perrita que sale corriendo y te da preferencia, pues... ¿A quién no le gusta que le den preferencia?

Cuando gente que no era de la familia le llamaban "¡abuela!" a mi abuela, ella respondía molesta que no era abuela

---

15. *Iaia*: significa "abuela" en valenciano.

de nadie, excepto de sus nietos. Pero en mi caso no soy su abuela, soy la *iaia*, me encanta que me llamen *iaia*. Es un cambio cualitativo. Mi hija no tiene de momento hijos. Y mira por donde tengo esta niña, una nieta postiza, como yo digo, y la disfruto. Es la apertura que las personas dedicamos a lo que tenemos, a permitirnos disfrutarlo, y para ello tenemos que estar más o menos tranquilas, abiertas, ser *disfrutadoras* y estar en paz.

PEPA: Sí, los nietos son también un regalo. Yo no era capaz de pensarlo ni de decirlo... Pues sí, ahora sí que soy capaz de pensarlo. Y si vienen, bien; si no, también. Pero pienso que son un regalo más de la vida.

MARÍA DOLORES: Yo me alegro mucho cuando vienen, pero también cuando se van. (*Risas.*)

PEPA: Bueno, si te das cuenta, eso pasa hasta cuando te viene una amiga a casa; cuando viene la recibes muy bien, pero cuando se va dices: «¡Qué a gusto estoy sola!». Se lo contaba a una amiga que había estado con otra: «Sí, ha estado conmigo tres días, pero me ha dejado agotada». Y son personas mayores, así que imagínate con dos nietos.

MARÍA DOLORES: Los niños son agotadores y ya no tenemos edad para esas cosas. Aunque comen bien y duermen toda la noche, como hago de abuela, no duermo tranquila. Voy de punta a punta, porque nosotras estamos aquí y ellos tienen la habitación en la otra parte de la casa, y yo me levanto a cada hora, a verlos. Los niños son para la gente joven.

JANIRA: Hace un tiempo vi un reportaje en la televisión. Comenzaba en una guardería de niños y niñas. La mujer a la que entrevistaban comentaba lo grato que es enseñar y cuidar a estos pequeños. Después hablaba una cuidadora de personas mayores y comentaba lo triste que es ver a estas personas limitadas mental y físicamente. Ambos locales estaban separados por un muro y proponían derribarlo para unirlos por el patio-jardín, de manera que pudieran estar juntos niños y ancianos. Los niños no tienen prejuicios para acercarse a las personas mayores, y a estas les da mucha alegría estar con criaturas. Ya habían hecho la experiencia de visitarse de vez en cuando y fue muy agradable. Terminó el reportaje con la imagen de la mano de un niño encima de la de un anciano.

En relación con lo que estamos hablando, me parece que es lo mismo, lo duro de cuidar a la gente, sea mayor o joven, es no tener —una vez más— el espacio que necesitamos también para nosotras, en esta edad de cuidadoras en la que estamos. Estamos de cuidadoras de nuestros padres, madres, tíos, tías, suegros, suegras y, además, de los nietos, que aparecen no para que disfrutemos de ellos, sino para cuidarlos. Este tema ha cambiado muy poco a nuestro pesar. Así que hemos de aprovechar las pequeñas cosas, porque gratuitamente nos aparecen los achaques, más las personas de nuestro alrededor, niños o ancianos, para cuidar, y a veces tenemos que respirar porque no podemos más.

Isabel: Creo que, además de las emociones básicas que todos y todas tenemos, seguramente en esta época de la vida puedes tener más momentos de tristeza por el acercamiento al declive, a la muerte. Esas emociones que tenemos todos desde que nacemos hasta que morimos. Posiblemente, de lo que estamos hablando es de la capacidad de amar. Cuando decimos que gozamos de las pequeñas cosas, creo que es la capacidad de amar que tenemos, la capacidad de amar la vida. Porque posiblemente cuando eres más joven centras el amor fundamentalmente en la pareja, en una pareja; pero cuando eres más mayor, tengas pareja o no tengas pareja, descubres toda una serie de placeres, una capacidad de amar las cosas, las pequeñas cosas: te fijas en la textura de una planta en la que no te habías fijado antes... Abres más el corazón. Si te abres, te conectas más con el medio, con el cosmos, con el universo, con lo que hay; disfrutas más de lo que hay, de lo que puedes, de las posibilidades. Por ejemplo, cuando hablabais del perro, de los perros... El perro es un vínculo amoroso al margen de que a veces estás cansada y no tienes ganas de pasearlo y tienes que hacerlo. Una nieta o un nieto es un vínculo amoroso intenso, y eso te da placer, lo cual no evita que en ocasiones te sientas también harta, cansada. Con tus fuerzas, con la energía que tienes, puedes hacer lo que puedes. Pero creo que esa capacidad que tenemos de apasionarnos y de disfrutar de las pequeñas cosas debe ser también un cambio cualitativo en el concepto del amor, también en el amor a ti misma. Cuando decimos: «Estoy más serena», «Estoy más en paz conmigo misma», en última instancia es que te amas más, te quieres más. De joven no lo piensas, para ti el amor es Manolo o Carmen, pero a medida que vas viviendo, también descubres cosas que seguramente antes estaban ahí y no habías visto porque dabas una excesiva importancia a la pareja y aparecían en un lugar secundario otros aspectos de la vida, que van adquiriendo su lugar a medida que avanzas en edad. Por lo tanto, creo que estamos también hablando de ese cambio en la percepción del amor.

María Dolores: Es verdad que descubres a través del amor facetas tuyas que no sabías que las tenías. Para mí es un regalo el vivir con mi compañera, porque cada día es algo distinto. Y el sentirte tan querida, el querer... Me acuerdo de una frase que comentó Janira hace muchos años refiriéndose a su pareja: «Es la persona con la que quiero envejecer». Eso te da mucha serenidad. El que te conozcan tan bien hace que a la hora de compartir te resulte muy fácil. A mí ahora me resulta muy fácil todo, la vida inclusive, porque el querer a mi pareja me hace querer más a otras personas, y a otras que quería muchísimo, pero que era un amor egoísta por mi parte, amarlas más tranquilamente, con más cariño. Es importante. Me gustaría no perder la frescura ni el humor, pero las personas somos un todo, tenemos miedo, rabia..., y mientras todo eso no se nos apodere, es lo que nos hace crecer cada día. Cuando estoy muy triste, es como si me dijeran al oído: «Tranquila, tú puedes», y recuerdo algún ejercicio. Todo eso es como si lo tuvieras en el disco duro y se convierte en recursos. La vida no es fácil.

CELIA: Yo creo que hay un cambio importante. Un perfil común de todas nosotras es que hemos sido mujeres muy activas. Yo he estado metida en muchas cosas. Posiblemente, el cambio es pasar del tiempo del hacer al tiempo del estar. Ya llegará el tiempo del ser, evidentemente. Es un camino. Recuperar el tiempo del estar, de estar sin más, sin hacer —aunque haces, pero desde otra perspectiva—. Yo me he impuesto ahora como norma que al menos dos tardes a la semana no voy a hacer, no tengo nada que hacer, no hago nada. Bueno, no es así porque cocino, respondo una llamada telefónica, veo un ratito la tele, salgo un poquito a caminar... No es que no haga nada, pero es desde otro lugar diferente. Pero a veces te lías: un día una reunión, otro día otra cosa... Cuando veo lo que he hecho en una semana, me digo que han sido demasiadas cosas y poco tiempo de estar. Ese creo que es el camino: hacer menos y estar más.

Llegar a la jubilación tiene otro matiz; el trabajo ya no está. Pero no es solo el agobio del trabajo, es que fuera también hacemos otras cosas. He aprendido a decir que no y a poner los límites: a esto no voy, a esto tampoco... Voy al ritmo de ahora y necesito tiempo para no hacer.

PEPA: Yo tenía amigos eternamente cansados. Y yo trabajaba ocho horas, he sido sindicalista durante 25 años y me tenía que desplazar a Madrid, tenía tres hijos y a mis padres enfermos. O sea que imaginaros la vida en ese proceso a lo largo de todos esos años. La gente todavía me sigue diciendo lo cansada que está y yo les sigo diciendo que no paran, a lo que me responden: «Sí, creo que tienes razón». Pero nadie para. Y luego intentas quedar con la gente para hacer tal cosa y te dicen: «Lo tengo que mirar». Así que les digo que me avisen con tiempo porque mi agenda la tengo llena. En realidad, mi agenda siempre está vacía, pero no ahora, lo estaba antes también. Yo he tenido tiempo para hacer muchas cosas. Los dos últimos años antes de mi jubilación han sido durísimos, pero al final en esta última etapa de mi vida tengo una cierta disponibilidad para tener tiempo de hacer las cosas y tener tiempo para hacerlas y disfrutarlas. Sí, yo he disfrutado de cantidad de cosas en esta vida. Estoy contenta, a pesar de que a veces me meto en berenjenales.[16] Cuando hablamos de las tristezas... Nunca he estado deprimida... Se lo decía el otro día a una amiga: «Procura salir de ahí porque no te va a servir para nada». Hay que esforzarse, como formula la desiderata de alguien: «Esfuérzate en ser feliz». Efectivamente, te tienes que esforzar en ser feliz porque la tendencia es a ser desgraciados.

ISABEL: Yo tengo una imagen de mi infancia, de los 7 años, cuando iba al pueblo de Alcira. Era una niña de ciudad y me impresionaba la imagen de las mujeres mayores vestidas de negro en esa época, pero con las piernas abiertas y riéndose de todo. Me alucinaba el desparpajo, el desenfado, no preocuparse de la importancia personal.

---

16. "Meterse en berenjenales": expresión coloquial que significa "meterse en líos, en embrollos, en jaleos".

3. Sexualidad

¿Cómo estamos viviendo en estos momentos nuestra sexualidad?

Celia: El sexo... Pues lo más es ese resecón genital; para mí era un problema serio hasta que decidí tirarme al lubricante. ¡Una gracia! La verdad es que yo ahora lo recomiendo mucho, porque durante tres años aquello fue una pelea que llegaba a ser incluso desagradable porque me quedé sin estrógenos, pero nada de estrógenos; con los sofocos... Tanta sequedad vaginal a la hora del sexo con la penetración es un problema serio. Hay alternativas como los lubricantes que van muy bien.

También hay una disminución del deseo, por mi parte; pero como mi pareja tiene una edad parecida, vamos a la par. Si en estos momentos estuviera con un hombre joven de 23 años, me daría directamente un susto, porque para todos los días ya no estoy. Yo he sido de todos los días o casi todos los días durante muchos años, pero ahora no. Y aparte, ni ganas. Sí que hay una disminución..., no sé si es del deseo... Pero bueno, ya está bien como está, cada equis días y está bien. Y como la pareja está al mismo nivel, funcionamos bien. Ahí tienen problema las parejas que tienen diferente edad o diferente momento evolutivo; debe ser complicado.

Estoy menos genitalizada y muchísimo más con globalidad: a mí, échame abracitos, échame caricias, contacto... ¡Genial! La genitalidad, como además estoy con problemas de cistitis, de escapes de orina... y en según qué posturas me noto molestias... Eso es un fastidio. Yo me acuerdo de antes que era todo perfecto y ahora es "ortopédico". (*Risas.*) «¡Quita! ¡Ay, que me pisas! ¡Ay, que se me ha dormido! ¡Ay, que me mareo! ¡La teta...!» (*Risas de todas las participantes. Celia se ríe.*) No..., es un problema. Porque antes fluía la cosa y ahora fluye a trompicones. Es una realidad. Yo qué sé, eso le quita un poquito de gracia al tema. Nos lo tomamos a risa porque si no... Dentro de poco acabaremos con el Viagra, que ese será el punto siguiente, todavía no hemos llegado ahí, pero todo se andará.

Isabel: También se podría erotizar el lubricante...

Celia: Sí, lo metemos en el juego.

Sí que noto una disminución del deseo. Luego está bien, más allá de la ortopedia, y estimo mucho lo que es el contacto, las caricias, los mimos... de otra manera diferente. Mucho más placentera la globalidad que la genitalidad. Y eso también está muy bien. Una cosa ha bajado, la otra ha subido. Pero no hay nada como notar la presencia de mi pareja por la noche en la cama, a mi lado. Me encanta.

CANDELA: Bueno, pues yo, como decía Celia, también un poco "ortopédico", a veces más, a veces menos. En cuanto a diferencias: disminución de la libido. A veces pensaba: «Como tomo pastillas para la tensión, a lo mejor influye algo». Pero eso tampoco me ocasiona demasiado problema. Tengo sequedad vaginal, no excesiva. Yo sí que me procuré lubrificar; no me gustan los que hay, así que los fabrico yo de manera natural. Preparo una recetita que la utilizo para todo y es un aceite de naranja, que huele muy bien, que le va muy bien al chico y me viene muy bien a mí. Es aceite de oliva macerado con corteza muy fina de naranja.

BÁRBARA: Yo lo he hecho con limón.

CANDELA: No es lo mismo. Con limón recién cogido no adquiere el aroma ese intenso, no sé por qué. Es aceite de oliva. Se llena un frasco de cristal con la cortecita de la naranja y lo llenas de aceite de oliva. Lo metes en un sitio oscuro 20 días, un mes... y te dura mucho tiempo aromatizado y te sirve para todo: para la ducha, para desmaquillarte... También te pones un poquito en la vagina, el chico se unta, y no hay problema. A él también le vendrá bien. (*Risas.*) Y huele mucho a naranja y depende de la época en que coges la naranja huele más. (*Se comparten recetas.*)

Estimo mucho la parte afectiva. Continúo con buena estimulación genital. Pero los tiempos, los plazos son más largos. Y a veces tienes que decir: «Bueno, ¿vamos?». Como aquello de «comer y rascar, todo es empezar».

Yo pensaba que sería más complicado; hace años pensaba que a partir de los 50 años, nada de nada. Pues no, vas superando las cosas, si un día la pierna te duele..., te vas acoplando a las necesidades del momento. Al principio había algún día más frustrante, pero ¿qué más da, no? La próxima vez será mejor.

Salomé: La sexualidad me va muy bien y en mi casa no faltan nunca pilas para el vibrador. Estoy sola ahora y cuando quiero lo utilizo. Tiene varias velocidades y va bien, así que, por ese lado, una cosa que me va bien.

Janira: Para mí la sexualidad siempre ha sido gozosa. Tuve la suerte de nacer en un barrio de las afueras de Valencia. Era todo un mundo. Había dos mujeres separadas, una de ellas con amante de fin de semana casado, dos madres solteras, una pareja de mujeres, varias parejas con hijos sin estar casadas, una casa de putas donde iban los soldados de un cuartel de aviación y el personal de una prisión que había cerca —supongo que también algún vecino—, un señor mayor con una chica joven amancebados. Lo único que no había era una definición política clara. Por haber, había hasta parejas casadas "como Dios manda" como mis padres. Además, en mi casa criábamos animales. Frases como «¡Voy a echar a la coneja al macho para que la preñe!» eran cotidianas, y por supuesto había perros, gatos y otros animales de acequia. Recuerdo que una noche de tertulia en la terraza de mi casa, al preguntarle a mi padre sobre algo que decían y no entendí, contestó: «Si quieres saber, no preguntes, solo ¡mira y escucha!», y acto seguido me envió a dormir. Ese fue uno de mis aprendizajes importantes: ver, oír y callar, para reflexionar y hacer lo que más convenga. Con estas vivencias, salí de aquel barrio a los 13 años.

Con los años me casé, tuve una hija y me separé. En la escuela que llevé a mi hija después del parvulario conocí a gente moderna y liberal. Un grupo de madres y un joven profesor —teníamos alrededor de 30 años— formamos la comisión pedagógica del colegio. Creíamos que la sexualidad de los niños y niñas era importante desarrollarla de una manera sana. El primer trabajo que hicimos fue una encuesta a los padres y madres sobre qué pensaban de la sexualidad de los niños y niñas, para tantear el tema. Nos lo pasamos estupendamente. Nos reímos mucho hablando sobre sexo y sexualidad, y también nos dimos cuenta de nuestras propias limitaciones y desconocimientos. Al informarnos de qué se hacía al respecto sobre el tema, vimos que poco o nada. Después de los resultados de la encuesta pensamos que sería bueno traer a alguna persona experta en el tema y que nos diera una charla. En aquel tiempo, yo acompañaba a los niños y niñas de esa escuela en el autobús, era *la autobusera*. Llevaba al hijo de una reconocida profesora de Psicología de la universidad. Había asistido a alguna de sus conferencias y me había gustado mucho. La propuse, vino y triunfó. Fue estupendo. Recuerdo que en la charla, al deshacer la idea de que lo importante era sentir el orgasmo a la vez que la pareja, se levantó un padre y le dijo consternado a la conferenciante: «Me has matado, ahora que lo estamos consiguiendo mi mujer y yo, nos dices esto». La intervención provocó una carcajada general. Esa fue mi entrada en el mundo profesional de la sexualidad. A partir de conocer a esta sexóloga, con ella y junto a un grupo muy diverso de personas, participé en la creación de la Societat de Sexologia del País Valencià. Pero eso es otra historia.

Como sabéis, soy terapeuta corporal y trabajo básicamente con el masaje. Desde mi trabajo he comprobado que la sexualidad es un campo bastante abandonado y reprimido. A lo largo del tiempo he ido desarrollando unos talleres de masaje para parejas donde puedan recuperar la sensualidad y el disfrute de los sentidos. En un ambiente lúdico, respetuoso y divertido. Os aseguro que en esos talleres yo también he aprendido mucho.

Sigo disfrutando del sexo, no con la asiduidad de antes, he ido espaciando los encuentros sexuales. Para mí, el sexo y la sexualidad siguen siendo igual de importantes, pero más espaciados. No me gustan las películas porno, no me erotizan nada. La otra noche pusieron una solo de mujeres y me dije: «¡A ver qué hacen!». Me produjo rechazo, era igual de fea que las de los hombres, una sexualidad a lo bestia, lejos de lo que a mí me gusta en un encuentro sexual. Esos apretujones y esos primeros planos del sexo me desmotivan. Me obligué a verlo, por aquello de que no me lo cuenten, y no me gustó. Sí me gustan unos cortos que he visto también en la tele. Son como cuentos eróticos, encuentros amorosos donde prima el erotismo, la seducción con los cinco sentidos. Entre un hombre y una mujer, o entre mujeres (nunca más de dos), que terminan haciendo sexo. Eso sí que me gusta.

También he ido a muchos *sexshops*. La vez más divertida fue con un grupo de mujeres de entre 50 y 60 años en Ámsterdam.

Fue un escándalo, como llevar a niños pequeños a una casa de caramelos. La mayoría no había ido nunca, pero decían que sí, por no quedar como antiguas. Nos reímos muchísimo viendo tamaños y variantes de penes, más todos los artilugios que no entendíamos para qué se utilizaban. Como no era cuestión de preguntar, estuvimos fantaseando. En fin, un disfrute hasta para las más reprimidas. Cuando las mujeres hablamos del sexo y la sexualidad, siempre nos sale la risa, nos gastamos bromas, contamos anécdotas divertidas. Recuerdo que cuando era joven, una vecina me decía: «*Xiqueta*,[17] ¡donde hay pelo hay alegría!». Como ahora las jóvenes se depilan, ¿qué pasará con esa alegría?

BÁRBARA: Yo voy a hablar de la sexualidad a mi edad, a los 66 años, porque hay una gran diferencia entre antes de la menopausia y después de la menopausia, pero una gran diferencia física; una sequedad vaginal y las paredes vaginales muy finas. Y aunque me ponga cremas o aceites, algunas veces es dolorosa la penetración, y entonces lo dejo, o voy muy despacito, muy despacito, pero veo una diferencia bestial, porque la penetración me encantaba, los orgasmos eran bestiales y no tenía problemas de lubricación. Ahora son más juegos, respirar y estar en contacto. Algunas veces me masturbo, pero tampoco es como antes, es mucho más lenta, y cuando hay penetración es mucho más suave y lenta y también menos frecuente. O sea que yo noto una gran diferencia, hay perso-

17. *Xiqueta*: significa "niña" en valenciano.

nas que no, pero el cambio hormonal es diferente entre unas personas y otras. A mí me hicieron un análisis hormonal, y no tenía apenas estrógenos, un bajón total, fue justamente antes de la menopausia, o sea, en un mes. De pronto me noté diferente y me dije: «Pero ¿aquí qué pasa, que tengo deseo, pero la libido es muy diferente?». ¡Y como no quise utilizar hormonas! He probado con cremas vaginales y tampoco me da resultado. Yo creo que no se trata de eso, sino de aceptar que la sexualidad en esta época es algo diferente, algo interior. Creo que es importante que las mujeres hablemos de esto y que desarrollemos la sexualidad que corresponde. A lo mejor a otras mujeres no les pasa esto, aunque a muchas mujeres con las que he hablado también les pasa. Yo, por ejemplo, con los besos o estar en contacto y respirar puedo llegar al éxtasis, por eso creo que debemos desarrollar una sexualidad diferente, que esta sociedad no quiere reconocer porque es de una mayor comunicación y más espiritual a la vez que corporal. Es otra cosa. Por lo menos a mí esto es lo que me pasa.

ROSALÍA: Yo la sexualidad conmigo misma la tengo incorporada como algo natural en mi vida cotidiana, sin darle mayor importancia, igual que puedo hacer otra cosa, pero hace años que no comparto la sexualidad con nadie por las circunstancias de mi vida. Me he acomodado y no me he sentido motivada a buscar, y cuando me lo planteo, ahora sí que noto que me entra cierta inseguridad. Pienso: «¿Cómo me voy a mover yo por ahí después de la operación de pecho con una cicatriz, con esta huella de lo vivido?». Y en ese sentido percibo que me da cierto miedo y que necesito tomármelo con mucha tranquilidad. Bien es cierto que confío en mí, le doy menos importancia a lo externo, a lo que pueda pensar la otra persona, a cómo me pueda ver, a la idea que se tiene de la atracción, entonces me siento mucho mejor porque estoy más centrada en lo que sale de mi interior, en potenciar otra faceta mía que tiene que ver más con la sutileza, con el sentimiento, con los sentidos, aspectos más presentes en esta edad y que acrecientan muchísimo el placer, que te hacen disfrutar y expansionarte, y así es como lo vivo yo ahora, poquito a poco me voy ya mentalizando y estoy más abierta a decir: «puede que sí».

Margarita: Yo provengo de una familia en la que hablar de sexo era tabú. Por lo tanto, mi despertar a la sexualidad fue algo complejo, y curiosamente ahora, en esta etapa de la vida, mi sexualidad la estoy viviendo de una manera más amplia, más enriquecedora, más desprovista de tabúes. Tengo pareja en la actualidad. No he notado cambios respecto a lubricar hasta el momento, sigo en este aspecto igual que antes, pero sí que es verdad que el tema de la penetración ocupa un lugar un poco secundario. Estoy en una etapa en que me gusta y cuido mucho más el aspecto, por ejemplo, del espacio donde se va a dar ese encuentro. También es muy importante la complicidad, sentir la complicidad de mi pareja, que haya un lenguaje, que haya una escucha, que yo note que mi cuerpo y mi momento se escuchen y que haya respuesta, y en ese sentido la verdad es que es una etapa bastante rica.

También, por otra parte, aunque ya hace tiempo, el hecho de no estar pendiente del tema de embarazos y cosas de este tipo ha hecho que esta etapa la viva con mayor libertad y con muchos más matices. También en esta etapa ha aparecido algo que no ha estado presente en otras etapas, y ha sido el descubrir los juguetes eróticos. Lo he hecho a través de amigas, pues en reuniones con amigas hemos hablado de ello y luego hemos hecho visitas a una tienda que es para mujeres y es muy agradable porque es todo muy normal, muy natural, y por primera vez en esta etapa de mi vida he incorporado esto, la fantasía, los juguetes, este tipo de cosas. Y creo que estoy en un buen momento. También es verdad que los encuentros se han espaciado. A mí el sexo me ha sido muy grato siempre a pesar de esa carga que he dicho que arrastraba, de los mensajes esos que vas recibiendo sobre lo oscuro de la sexualidad, y creo que es ahora cuando por fin puedo vivirla de una manera más plena.

María Dolores: Esta semana estaba pensando… Yo era de las Juventudes Obreras Católicas (la JOC). Nosotras, todas íbamos de lanzadas. En el pueblo pensaban que andábamos follando[18] con todo el mundo, y no teníamos ni idea. La cuestión es que había llegado a nuestras manos el libro negro de Wilhelm Reich, y aprovechando que la policía había asesinado a un obrero de la construcción, en un encuentro de la JOC habíamos decidido fotocopiarlo, profundizar en él y pasarlo a

---

18. Follar: tener relaciones coitales. En otros países, se diría, por ejemplo, "coger".

la gente. Decidimos hacer unas jornadas de sexualidad en el pueblo. En la fábrica en la que yo trabajaba, de sexualidad se hablaba pero muy poco y de manera encubierta. Sin embargo, fue curioso, porque a raíz de estas jornadas que hicimos la cosa cambió. Se normalizó en la fábrica el hablar sobre la masturbación.

En la JOC teníamos un grupo de chicas. Yo me encargaba de 10 o 15 chicas, y eran las que iniciábamos, íbamos de lanzadas a ello, pero nosotras nada. Así que al final decidimos que lo que decíamos en teoría debíamos llevarlo a la práctica ya, porque era una incoherencia. Y nos pusimos a buscar para ponerlo en práctica, y cuando nos veíamos, nos preguntábamos: «¿Qué?». «No, no ha podido ser, es que no me gustaba», decían. E íbamos alargando, alargando en la teoría, continuaba la teoría, y lo que era para nosotras la educación católica nos creaba problemas. Resulta que el resto de gente lo tenía más claro en la práctica que nosotras, que éramos las que estábamos impulsando la cuestión de la sexualidad.

Esa fue una etapa. Luego vino otra que consistió en poner en práctica todo lo que la imaginación daba de sí, y yo soy muy imaginativa. O sea que ha sido un sin descanso. Una vez puesto en práctica, yo me viví como una persona muy sexual, siempre buscando situaciones límite, indagando, averiguando por qué, cómo, para qué. Eso es lo que necesité en aquel momento, lo que sentí que tenía que hacer.

Todo esto ha cambiado, me he ido tranquilizando. También en la medida en la que la enfermedad te dice que tienes que parar a la fuerza. Yo no puedo estar en la cama ni cinco minutos sin mover las piernas, por los dolores y adormecimiento que me produce el reumatismo que tengo, y eso es un inconveniente para las relaciones sexuales, que se han espaciado; pero no me encuentro mal, cuando toca, toca.

Vale, muy bien. Pero sí me encuentro más sosegada. Cuando me vienen ganas de pensar que a lo mejor tendría que comenzar a tener otras emociones, la verdad es que me entra una pereza enorme. Estoy más perezosa en todo, y después de los cambios que ha habido desde hace años con la menopausia —enfermedades— como me ha disminuido el deseo, tener menos relaciones sexuales no me supone demasiado. Bueno, ahora toca otra serie de cosas y ya está. También es verdad que llevo 19 años con mi pareja, y en esos 19 años no he tenido relaciones con nadie más, cosa que antes... Pero es que tampoco he tenido ganas de experimentar nada, estoy bien, tranquila.

Respecto a la sequedad vaginal, una mujer mayor me dijo que lo mejor que iba eran unas gotas de aceite de oliva, y en efecto a mí es lo que mejor me va.

Ahora cuando nos juntamos las amigas de aquella época nos reímos mucho, hemos vivido mucho a nivel sexual, hemos tenido experiencias, pero todas coincidimos en que ahora es otra cosa. Nunca me había planteado estar con una pareja femenina. Sí que había estado, pero en grupo, como experiencias para poner en práctica fantasías; pero desde que estoy con mi pareja es que no tengo la necesidad. No sé si es normal o no, pero no me encuentro mal. Si me encontrara mal, pues sí que buscaría lo que fuera, a nivel de juguetes o lo que fuera.

Y en cuanto a las películas porno, me va mejor visualizar encuentros. Yo recuerdo una vez en que estábamos en una tienda 10 o 20 mujeres, bueno los empleados estaban... no os lo podéis imaginar. Yo creo que no nos echaron a la calle porque habíamos hecho mucho gasto, que si no nos hubieran echado. A mí me va mejor recordar situaciones así, o por ejemplo esto que decía de la excusa. Si alguna vez he tenido vergüenza de algo, la excusa ha sido perfecta: teníamos que practicar, si es que no vale, lo dejamos y punto, pero no puede ser que la teoría diga unas cosas y después en la práctica no sea.

Me he dado cuenta de que para mí el sexo era una forma de castigar a los hombres. Soy muy jugadora, soy muy coqueta, y después de un tiempo me he dado cuenta de que era como un arma: «Ya verás como caigas en mis manos». Esa forma de vivir el sexo me ha llevado a situaciones muy extremas, por eso ahora, al estar tan tranquila, no sé si es que me he hecho perezosa, pero estoy bien. No sé si me apetecería tener otras experiencias, pero cuando pienso en cuáles podrían ser, pues... me faltan pocas. Hay historia, ¿no? Ahora estoy tranquila y no quiero líos porque me conozco, soy directa y me puedo meter en problemas que no estoy dispuesta a asumir.

Es verdad, he perdido mucha fuerza, pero he ganado en sensibilidad, en cariño, y eso también enriquece.

Una cosa más. Recuerdo que un día hicimos una charla sobre la erótica de la vejez. La concejala antes de comenzar me había dicho que allí las mujeres eran muy cerradas, pero para mi sorpresa me encontré con todo lo contrario. Eran mujeres mayores, que revelaron que hasta que no se habían quedado viudas y se habían vuelto a enrollar,[19] no habían sentido nada sexualmente. Habían tenido hijos, pero no habían sentido nada, fue en la vejez cuando experimentaron esa química, y estaban encantadas. Contaron, divertidas, experiencias concretas de su vejez, que tras enviudar habían tenido, y con risas se lamentaban de no haber conocido todo esto antes.

ISABEL: Yo hablo siempre de que hay dos tipos de erótica, una global y otra genital, que tenemos todas las personas a lo largo de la vida, pero que a nivel evolutivo cambia la proporción. Creo que a medida que nos hacemos más mayores, aunque la erótica genital está siempre, la erótica global adquiere más importancia. Esto se aplica a hombres y a mujeres. Muchas mujeres que han tenido una vida sexual no satisfactoria porque era pura genitalidad, cuando tienen unas segundas parejas después de quedarse viudas, como el hombre no tiene esa potencia genital o no tiene erección frecuentemente, o le cuesta más, entonces se dedica a acariciar con otras partes del cuerpo, y la erótica, el acercamiento es más global, es más con las manos, hay más ternura, más contacto, más mirada, más complicidad... De ahí que muchas mujeres descubren el orgasmo que no habían experimentado con la pareja habitual. En ese sentido, en la vejez las parejas suelen tener una actividad sexual bastante distinta y agradable para ambas partes, especialmente para las mujeres, pero también para

---

19. Enrollar: se usa coloquialmente y significa tener relaciones sexuales, generalmente pasajeras, con alguien.

los hombres; desarrollan una erótica, una forma de acercamiento que no habían descubierto o practicado, una mayor
intimidad, más acercamiento, el amor, los besos, las caricias,
etcétera. Eso es lo que yo creo que ocurre a nivel general.

A nivel concreto mío, pues ahora, escuchándoos a cada una
he recordado lo de la Societat de Sexologia del País Valencià
(SSPV), y me preguntaba por qué hace muchos años nos dedicamos a crearla y a plantear la idea de que la sexualidad es algo
natural y humano, como una forma de sensibilización social.
Imagino que porque teníamos una vida sexual agradable, pero
a la vez sentíamos todo lo difícil que eso era, y los problemas
sexuales y de todo tipo que generaba una sociedad represiva.
Empecé a interesarme por la sexualidad con un grupo de mujeres feministas. A partir de ahí fui tomando conciencia sobre
mi propia vida y la vida social y fui viendo que todo tenía un
sentido.

En mi familia, la sexualidad era una cosa gozosa. Mis padres
se besaban mucho, se mordisqueaban mucho. Mi madre, de
cuando en cuando, tenía un moretón en el brazo o en alguna
parte visible del cuerpo, y cuando eso ocurría, lo mostraba
con orgullo: «Tu padre, qué cosas hace...». Nunca escondieron
el amor que se tenían ni sus manifestaciones amorosas, así
que para mí la sexualidad ha estado asociada a algo deseado,
bonito, amoroso, gozoso. Incluso recuerdo que, cuando era
adolescente y traía alguna amiga a comer a casa, mi padre y mi
madre se mostraban naturalmente igual, ante el asombro de
mis amigas cuyos padres no se expresaban de manera tierna,
al menos públicamente.

Por una parte, he vivido el oscurantismo religioso en el colegio de monjas al que iba; por otra parte, ese desenfado en mi casa, por lo menos en lo que yo veía. A partir del grupo de mujeres feministas en el que participé, me fui planteando no tanto la sexualidad como los roles sexuales, las relaciones de poder y cómo funcionan, la injusticia de cómo los hombres podían tener cualquier tipo de relación sexual y las mujeres, no, etcétera.

Ya muy posteriormente se generó todo un movimiento reivindicativo que derivó en la creación de la SSPV, y todo esto me llevó a dedicarme, entre otras cosas, también a la sexología.

En general, yo no soy una mujer de múltiples experiencias y relaciones, soy más bien introvertida, he tenido menos relaciones variadas pero intensas. Yo creo que la primera vez que fui a ver un *sexshop* fue poco después de casada, en París. Ver Pigalle, meterme en un cabaret, en la época franquista era una novedad. El primer vibrador que compré recuerdo que era de color lila, tenía la parte de en medio de bolitas, y cuando lo ponías en marcha, las bolitas se movían, era una cosa muy graciosa que luego no vi por aquí.

Para mí la sexualidad siempre ha sido agradable. Tanto la global como la genital. Desde que tuve la menopausia a los 40 y hasta los 50 me fue bastante bien. A partir de los 50 noté un bajón importante, pero hay que tener en cuenta que en ese momento se desencadenaron una serie de duelos importantes. Para vivir el erotismo necesitas crear un espacio de desenfado, de estar relajada, de fantasía, pero se me juntaron tres duelos: uno, una ruptura de pareja; dos, me enfermé de una enfermedad grave —eso, en sí mismo te desvía la erótica, estás con el miedo, con la angustia—, y en tercer lugar, se muere mi único hijo. En esos diez años, que han sido muy duros, aunque no he dejado de erotizarme individualmente, el sexo no ha sido ni tan frecuente ni tan alegre como otras veces.

En estos momentos sí que noto mucho la sequedad vaginal, que no había notado antes, y las paredes de la vagina más finas y estrechas. Yo también me divierto mucho sola, con juguetes y sin juguetes, pero esa parte de genitalidad que para mí era agradable ahora la vivo con más dificultad. Efectivamente, hay todo un cambio morfológico, claro que la crema y otros recursos favorecen, pero todo se hace más pequeño. En el caso de los hombres, se ve muy claro, porque a medida que se van haciendo mayores se les encoge el pene, se les hace pequeñito, ya no se les ve casi y dicen: «Es que me la busco y no me la veo, no me la encuentro». A nosotras no nos pasa eso, pero a nivel de vagina y clítoris, pues sí. El clítoris se hace más pequeño, casi desaparece. No desaparece la sensibilidad, pero decrece el tamaño, todo se encoge, y entonces hay otra dificultad; pero a pesar de todo eso, es estupenda la sexualidad, tanto la global como la genital.

PEPA: Yo, en esta etapa de mi vida, en el tema de la sexualidad, creo que me he liberado, porque con mi pareja no practico absolutamente nada. En algún momento he cortado, porque siempre mis relaciones sexuales han estado muy unidas a un sentimiento de complicidad y de confianza y de cariño. Si no se daba lo primero, no entraba yo en un espacio de confianza, de intimidad, no podía llegar a una sexualidad. De hecho, en mi tiempo joven he tenido amigos que se han confundido, porque cuando pretendían llegar a la sexualidad, como para mí no se había dado lo primero, se cortaba, punto. Se acabó. Y además no los volvía a ver, porque de alguna forma me sentía invadida, no me sentía respetada y no me habían entendido. Entonces en esta etapa me he sentido liberada porque ha habido un momento en que he hecho la ruptura con mi pareja. Me fui de la habitación que compartíamos, compartimos la misma casa, pero absolutamente nada más. En ocasiones, hay días o temporadas en los que no comparto ni una conversación. Esta situación es curiosa porque conozco poca gente que viva así, y una vez más me encuentro con que en mi vida estoy viviendo situaciones nuevas en las que tengo que estar. Y yo me estoy preguntando a mí misma: «¿Qué tienes que hacer en este tiempo, qué tienes que hacer con esto?». Porque no lo sé. No lo oculto a nadie. Cuando alguien viene a mi casa, digo: «Esta es mi habitación, esta es la mi marido». Y claro, pues hay quien te dice algo, hay quien no dice nada, o hay gente con la que hablas y te dice: «¿Por qué no te has separado?». Yo he optado y lo digo claro: «Es muy complicado. Son 40 años de convivencia. Tengo un apartamento que si lo ves desde fuera piensas que es una aberración urbanística, pero cuando estás dentro, yo digo: «¡Qué placer! ¡Qué suerte tengo de tener esto!». Y esto es un poco lo que pasa con mi vida de pareja. Recuerdo a una persona que decía: «Lo que hay que hacer es separarse». Y yo le respondía: «¿Has convivido 25 años con una persona? ¿No? Pues no hables». Porque durante

25 años, durante 40 años compartes algo más que una cama o una relación sexual o una relación afectiva. Compartes cuentas bancarias, hijos, y compartes una cantidad de cosas más. Yo tengo ahí un poco mi planteamiento hoy; no quiere decir que sea el de mañana, pero es el de que mientras se puede convivir, mientras puedas estar bien, pues estás. Porque yo creo que si estuviera mal me iría. No sé si echaría al otro o me iría yo. Esto, en lo que se refiere a mi sexualidad, no afecta.

En estos momentos me he liberado de algo que yo ya no quería. Pero no inhibe mi sexualidad, porque hay una genitalidad que yo la practico y que me encuentro muy bien, y además hay momentos que son de auténtico éxtasis, momentos que difícilmente he conseguido con mi pareja o en mis relaciones sexuales. Lo que descubro en esta etapa de mi vida es que hay más, muchas más cosas que me dan placer. A mí me estimula estar con una determinada persona viendo algo que es bello y hermoso..., y me estimula sobre todo el compartirlo con una determinada persona. Es de verdad muchísimo mejor que una relación sexual total, pero con mucho. Es más global y me siento mucho más libre. Con las amigas todavía comparto el charlar sobre el tema de las relaciones sexuales, aunque es cierto que se habla muy poco de sexualidad entre mujeres, y yo diría que ahora, en esta edad, menos que en etapas anteriores de la vida. Creo que es porque no les va igual de bien y no viven en esa fantasía de mundo feliz que vivían antes. No se atreven a decir: «Me está pasando esto ahora», «No experimento el mismo deseo», «No me atrae», «Cuando lo intenta, me siento mal»... Yo lo veo en estos momentos: mujeres coartadas porque no se atreven a experimentar con ellas mismas ni a probar con ellas mismas ni con algo de fuera. Yo con eso no he tenido problema. He sido muy permisiva conmigo. He tenido una educación religiosa en un colegio de monjas. Tengo una amiga desde los 15 años que conocí en el colegio. Si estuviese aquí diría: «La educación del colegio fue frustrante, las monjas me cortaron toda mi sexualidad, es una mierda, jamás las perdonaré». Nos educamos en el mismo sitio con familias similares, pero yo no he tenido ese problema.

Veo que estoy en una etapa más de mi vida en la que hay cambios sustanciales, pero me permito gozar; es una época más de reposo, y hay aventuras en las que ahora yo no me metería tanto. He puesto mucha energía a lo largo de mi vida en las relaciones afectivas, y cuando se ha acabado, he podido decir: «Se ha acabado». La última la he terminado ahora y me siento libre, me siento bien con eso; es otra etapa más, algo diferente. ¿Cómo lo voy a vivir? No lo sé; pero, como siempre, experimentaré cada día.

Aparatos y todo lo demás, no los he tenido nunca, me ha sido suficiente conmigo misma y con mi pareja. No me gustan las películas porno. En mi grupo de amigas, con 18 años, hablábamos de sexualidad porque buscábamos sexualidades diferentes a lo que se estaba diciendo que teníamos que hacer, pero no practicamos, con lo cual no aprendimos, porque mi generación era de las que teníamos que llegar vírgenes al matrimonio, porque si no aquello podía ser terrible, y hacíamos lo que podíamos hasta entonces.

BLANCA: A mí la sexualidad la verdad es que me da bastante tristeza. Mi familia es muy disfuncional en ese aspecto. Luego, mi hermana se quedó embarazada de un casado. Me lo arreglo yo sola, y más que nada desvío mi sexualidad hacia otros aspectos, hacia la cultura, por ejemplo. No pienso mucho en la sexualidad. He estado casada 20 años y luego me separé, y las relaciones sexuales eran un poco forzadas. No tenía muchas ganas. Mi marido tampoco me gustaba demasiado sexualmente hablando, y entonces era más que nada por cumplir. Me hace falta tener mucha confianza con la persona que me acuesto; si no tengo confianza, no me vale la pena. Después de mi marido he tenido cinco o seis relaciones de muy poca intensidad. Ahora me va bien sola, sin aparatos y sin películas, con mi imaginación. Tengo la esperanza de encontrar una pareja para tener buen sexo, ya que no sé lo que es eso, y soy muy exigente a la hora de tener una pareja.

JANIRA: Yo compruebo que, a mi alrededor, hay mucha contradicción para vivir en pareja. Aguantan mucho, no se plantean hablar de los cambios que ha habido, que se puede seguir juntos de otra manera, que el deseo es otro. Muchas parejas ni se hablan, y si lo hacen, es para descalificarse. Las cosas que hacen juntos son desde la obligación o la apariencia social. El malestar y las tensiones que hay entre ellos se notan a la legua. Siguen manteniendo el escaparate. Cuando les dices que ya no quieres seguir escuchando los mismos problemas y que estaría bien que buscaran ayuda, muchas se enfadan o dejan de hablarte. Han evolucionado de una manera que...

no me gusta, iba a decir de una manera cobarde, pero cada persona hace lo que puede. En estas situaciones dudo que la sexualidad de cualquier tipo exista. En esta etapa de la vida es importante elegir, buscar el bienestar y atreverse a hacer cambios. Cuando hablo con otras mujeres de la masturbación, compruebo que siguen estando los miedos y el desconocimiento de nuestro propio cuerpo y que, muchas veces, esperamos que el otro o la otra adivine lo que nos gusta.

Recuerdo cuando hicimos las fotos para tu libro (*se dirige a Isabel*). A través de ellas queríamos que se viera la sensualidad y el erotismo, de eso va el libro. La fotógrafa me hizo unas fotos de póster, preciosas, salí como las artistas de cine. Al final, las que elegimos para el libro fueron una en la que se veía que en la mano llevaba una alianza de casada, pensando en las personas que al leer el libro tuvieran pareja. Otra en la que salía con barriguita —todas tenemos barriga—, otra con un poco de celulitis y dos o tres más, no recuerdo. Yo también era esa. El mensaje que queríamos dar era de normalidad: mujeres normales de verdad. Es importante que nos reconozcamos y nos vean como somos.

Cuando hablo con las mujeres del autoerotismo, me dicen cosas como «Yo sola me aburro», «No tengo tiempo» o «Me canso». En estos grupos de mujeres tenemos que hablar más de estas cosas y ver que siguen habiendo opciones gozosas y gratas. En el libro de Anna Freixas sobre la menopausia, hay un capítulo que habla de la habitación propia, no con la necesidad de aislamiento en casa de nuestros padres como cuando éramos jóvenes, sino en nuestra propia casa. Con nuestras cosas, las que queremos resguardar de las y los demás. De esa cama para nosotras solas, donde si nos despertamos a media noche podemos poner la radio o leer. No pelear por si hay una manta o dos, etcétera. Muchas parejas mejorarían las relaciones si hicieran eso. Si cada cual está en su habitación y quiere ir de visita a la otra, ir de excursión por el pasillo, puede resultar excitante. Aunque solo sea para hablar y de paso lo que sea. Es importante recuperar la sensualidad, el contacto, hacer cambios, aunque sean pequeños. Una amiga dice que el amor no es, sino que son: el deseo, una puesta de sol, una conversación, compartir algo con alguien, cuidarse, cuidar.

Respecto a la genitalidad, he observado que al espaciar las relaciones, cuando las vuelvo a tener me duele un poco, cosa que no pasa cuando son más asiduas. Esa sequedad de la que habláis no la tengo, pero en esos casos la saliva es buenísima.

Tengo amigas que en esta edad han cambiado las relaciones, en esta etapa eligen como parejas a mujeres. Se sienten mejor entendidas como cómplices, y la verdad, las veo más felices. Creo que ese paso es bueno. Tendríamos que hablar más de esto.

María Dolores: Cuando estaba casada, mi marido decía que era muy rara. La cadera es la zona erógena más placentera que tengo y recuerdo que le decía lo mucho que me gustaba. «Eres rara hasta para eso», comentaba él frecuentemente. Cuando hice el primer curso donde se hablaba de sexualidad, me asusté mucho al ver que se hablaba de sexo. Sin embargo, y aun sin tener las cosas claras, descubrí que la cadera te la puedes tocar en cualquier sitio, y si te da gusto, mejor todavía. Hay cosas innatas y naturales que te surgen y las haces porque te dan placer, y cuando tomas conciencia de ello, son también recursos.

Otra cosa que me pasaba cuando estaba casada es que la penetración estaba bien, pero también había otras cosas. El placer cuando lo haces tuyo te ayuda a compartir lo que quieres. Eso a mí me ha quedado claro a raíz de haberme trabajado la sexualidad. Yo pensaba, tal y como se dice, que si tienes un orgasmo a la vez eso es una maravilla. Pero conforme me he ido descubriendo y creciendo me he dado cuenta de que hay cosas que solo son mías y que las puedo compartir si es que quiero compartirlas, y entre esas cosas está la sexualidad.

La regla me vino tarde, a los 17 años; en mi casa se decía que había tenido un periodo prematuro a los 7 años y que por eso luego no me venía. Todas mis amigas tenían el periodo y yo no; no lo entendía, y cuando preguntaba, me decían que lo había tenido de pequeña, y que entonces me habían dado una medicación para que no lo tuviera. Todo esto, junto con la educación de mi organización juvenil, me hacía tener miedo. Y, posteriormente, el tener placer también me asustaba, porque si tenía placer tenía que demostrar que era sensible, que podía... Bueno, como veis, toda la historia nos pesa y nunca es tarde para recuperarla y ver nuestra propia evolución y cómo hemos ido creyendo más en nosotras mismas a todos los niveles, y también a nivel sexual.

Isabel: La verdad es que me siento ahora emocionada al escucharos. No me había planificado nada, no sabía muy bien qué iba a decir, pero escuchándoos pienso: «¡Qué riqueza de mujeres, qué variedad, cómo hemos planteado cada una de nosotras cosas diferentes!». Pensaba lo importante que sería para otras mujeres escuchar todo esto. Por ejemplo, hay muchísimas mujeres que no se masturban nunca, nunca. Si tienen pareja, porque tienen pareja, y si no la tienen, porque no se les ocurre o dicen que se aburren. Es una lástima, toda una energía, un bienestar, un encuentro con una misma que se pierden. No se habla de estos temas entre las mujeres. No se habla.

Janira: No, no se habla entre las mujeres, ni siquiera en pareja. Tengo un cliente que estaba empeñado en que su mujer viniera a recibir un masaje. Ella siempre se negaba. Al cabo de un tiempo apareció en la consulta. Después de recibir el primer masaje, me dijo: «Ya sé dónde ha aprendido mi marido a tocar». Y yo le dije: «Seguro que habías pensado que lo había aprendido saliendo por ahí», a lo que contestó: «Pues sí, pero qué más da, me gusta». Es bonito recuperar la sensualidad y el tocar.

Salomé: Yo tuve mi primer novio a los 15 años. Seis años de relación, era lo típico de aquella época. Su padre nos compró el piso para casarnos y allí estuvimos seis años teniendo relaciones sexuales, pero a mí aquello no me decía gran cosa. Pensaba: «Tendrá que ser así, pues tendrá que ser así». Mi primer orgasmo lo tuve cuando rompí con esa pareja, cuando se acabó la relación. Mi hermana me regaló un libro de sexualidad, me puse a leerlo y me dije: «¡Uah!, esto no lo he probado yo», y a partir de ahí fue una divinidad. Menos mal que me dio tiempo a leérmelo todo porque mi madre me lo desapareció. No estaba bien visto en aquella época leer esas cosas.

Pepa: A mí me pasó con el libro de *Psicoerotismo*... Cuando lo leí la primera vez, antes de empezar el curso pensé: «¡Caramba! ¡Si es normal, estas cosas son normales!». De repente dices: «Menos mal que hay alguien que piensa que es normal». Porque la verdad es que no te encuentras bien. Yo de verdad que no me encuentro a gente en la misma situación que vivo yo; así que, cuando comentas con amigas, las cosas que te dicen... Y te las dicen desde el punto de vista de las amigas, pero... contadísimas las que pueden llegar a entender. Y lo de la historia de la habitación propia —siempre me acuerdo de Virginia Wolf—, yo se lo recomendaría a cantidad de parejas, porque reconozco que dormir con la persona que quieres, con la que gozas de una intimidad, de una complicidad, con la que compartes tu vida, que te estén abrazando, es precioso; pero el tener tu propia habitación donde si por la noche..., sobre todo cuando vas avanzando en edad, ya no tenéis los mismos ritmos de sueño... Yo, por ejemplo, soy de las que me muevo en la cama, pero desde siempre; desde que era pequeña dormir conmigo es un martirio: me atravieso en la cama, doy saltos en la cama, me despierto por la noche, sueño. Es una pesadilla. Entonces yo tengo este espacio, y este espacio es mío y este es el tuyo. Lo que decía Janira, la complicidad, si un día te encuentras en el pasillo porque los dos queremos lo mismo..., pues está bien, también tiene su propia erótica. Pero también hay una cuestión clara: la cuestión económica. Las casas no están como para desperdiciar habitaciones.

JANIRA: No es verdad, los hijos se van de casa y quedan habitaciones vacías.

PEPA: Es que cuando dices que estás en habitaciones separadas —yo soy provocadora—, observo las caras. Unos dicen; otros se quedan callados; otros... ¿qué dirán después? Me da igual, pero sorprende.

MARÍA DOLORES: A raíz del libro que citáis (*se refiere a* Psicoerotismo femenino y masculino, *el libro del que ha hablado Pepa*), me acuerdo de que pasándolo a máquina —y ahora diré por qué, yo estaba fastidiada—, resulta que donde ponía erótico yo escribía pornográfico. (*Risas.*) ¿Por qué lo comento eso ahora? Porque yo definiría mi sexualidad en épocas pasadas como pornográfica, y dentro de mi esquema yo lo leía así. En la actualidad, la puedo sentir como erótica. Para mí, antes, tener relaciones sexuales continuamente no era la sexualidad que yo necesitaba, sino que era un medio de poder conseguir algo, sentirme superior, etcétera. Sin embargo, ahora considero que a la erótica puedes ponerle algo de porno también si te da la gana, pero lo que está dentro es más pleno, es más bonito.

Y respecto a que las mujeres no hablamos de sexo, no sé si estoy demasiado de acuerdo. Lo que no hablamos es directamente, pero yo me acuerdo, inclusive de pequeñita, de que las mujeres salían a la calle en mi pueblo y se preguntaban unas a otras: «¿Has ido al "cielo" esta noche?». Y había unas risas...

ISABEL: Es que tu pueblo es un poco particular.

MARÍA DOLORES: No, me refiero a que a las niñas nos decían: «No vayáis a los huertos, porque ya sabéis que hay quien va y hace *cheringues*.[20] (*Las mujeres preguntan qué es eso.*) Pues se metían un palito... Lo que no recuerdo es si por detrás o también por delante.

JANIRA: En el barrio donde me crié se hablaba de cosas para masturbarse, como pepinos, nabos, etcétera. Al igual que nosotras decimos penes, bolas chinas, mariposas. Una vez más, depende del ambiente en el que te has criado.

MARÍA DOLORES: En la época de la fábrica, yo recuerdo que nos masturbábamos. Es verdad que hasta que no asistí a las Jornadas de Sexualidad no se decía. Había una complicidad. Se decía: «¡Eh!, ¿anoche qué?», o se hablaba de forma encubierta. Se decía: «¿Has subido al cielo?». Y las niñas se preguntaban: «Subir al cielo, ¿qué es?».

---

20. *Cheringues*: juegos sexuales genitales.

ISABEL: Es que ese pueblo es un pueblo particular. He conocido a mujeres de allí y cuentan cosas que creo que no se dan en otro sitio. Por ejemplo, que cuando iban a la peluquería, ya de casadas, decían: «Pues esta noche ha venido el rey».[21] Eso quería decir que habían tenido relaciones sexuales. Utilizan un lenguaje en ese pueblo concreto, muy sexuado, muy cómplice, pero yo no lo he oído en ningún otro sitio más que allí.

21. "Ha venido el rey": expresión coloquial que significa que se han tenido relaciones sexuales coitales.

4. Espiritualidad

A ver cómo vivimos la espiritualidad, en sentido amplio, en este momento de la vida.

Candela: Sí que he notado desde hace unos años que poco a poco me iba acercando a mí misma; disfruto de mis ratitos sola, de recogimiento, disfruto mucho de esos momentos, los necesito frente al trabajo, la gente con la que comparto, la familia.

Aspectos que hace 15 o 20 años no utilizaba, ahora son para mí importantes; cada una tenemos nuestros secretos, pequeñas cosas que nos hacen disfrutar. Siento que mi vida interior es más intensa, la vivo más gratamente, y eso se traduce en muchos aspectos de mi vida.

Celia: Con todo el proceso de crecimiento personal que he ido haciendo a lo largo de los años, sí que me siento más centrada en mí misma, y me he liberado un poco de la necesidad de que me aprueben. Y cuando estoy sola, estoy perfectamente bien. Antes siempre me daba la sensación de que me estaba perdiendo algo, y ahora no tengo la sensación de que me estoy perdiendo nada. Me siento más conectada conmigo misma y necesito menos el mundo exterior; aunque me encanta el mundo exterior, lo necesito, pero menos, como refuerzo, aprobación, ubicación...

He hecho mucho trabajo a través del taichi, la meditación, la respiración, la relajación, los masajes... También con la terapia. Ha sido un trabajo de muchos años de entrar dentro de mí. El contacto con la naturaleza para mí es fundamental; estar en un lugar de silencio y de tranquilidad en la naturaleza para nutrirme.

En estos momentos me cuesta mantener el equilibrio entre el mundo social —porque me lío: hoy aquí, mañana allá..., y al final de la semana me digo: «¿Qué he hecho en toda la semana?», y está todo lleno de cosas— y la necesidad que tengo a la vez de tener momentos de no hacer, de estar y de ser, porque solo a través del estar puedo conectar con el ser. Pero el hacer... A veces me engancho en hacer cosas y eso me quita tiempo y disponibilidad para no hacer. Entonces, esa es la pelea que yo tengo en esta época de mi vida. Aunque no tengo la sensación de perderme nada, sí que hay cosas que me interesan, me apasionan y sigo estando, como estar aquí en esta reunión, por ejemplo. Pero a veces me cuesta rescatar tiempo y espacio para el mundo de la espiritualidad, entendido como yo entiendo la espiritualidad.

Yo no soy religiosa en el sentido clásico del término; no me considero creyente, pero sí que creo que tengo un mundo espiritual dentro de mí y que tiene mucho que ver con la conexión con la naturaleza, con el equilibrio y la armonía del universo.

Yo lo siento desde ahí. Todo lo que tiene que ver con parar y estar conmigo misma en el jardín, en el mar, en la montaña, pasear por el campo... Todo eso es lo que a mí me nutre. Entonces, cuando hace tiempo que no lo he hecho, noto como que me voy secando, como una sequía interior; y necesito parar, no hacer y volver a conectar en ese sentido conmigo misma. Y eso va a más con la edad, va a más. Hasta el punto de que a veces pienso: «¿Acabaré metida en...?». A veces entiendo las culturas, que las personas a veces se aíslan y se meten en un lugar de sabiduría. En ocasiones lo hago; he hecho retiros sola, me he ido a un monasterio o a un apartamento. Y eso me da mucha paz y me centra mucho, me hace marcar distancia de la marcha diaria y conectar con el ser.

Por otro lado, siento que estoy en paz, en general, con las personas, con el mundo en general. Es una sensación de estar en paz, de no tener cosas pendientes importantes que resolver, que aclarar, que perdonar, que ser perdonada, etcétera. No siento que tenga muchas cosas pendientes, y eso me hace estar en otro lugar en relación con la muerte. No me da miedo. No tengo nada pendiente.

Una vez me hicieron un TAC.[22] Iba sola. Me metieron en el tubo aquel y de pronto me dicen: «Le vamos a poner un contraste», y digo: «Pero ¿esto me puede dar algo así como alergia?», y me responden: «No suele dar alergia». Y allá que me meten con el contraste y pensé: «Celia, te vas a quedar aquí, muerta como un pajarito, de la manera más imbécil...».

22. TAC: tomografía axial computarizada.

Y pensé: «Bueno, pues que sea lo que Dios quiera...». Y me metieron en aquel tubo y conecté con una sensación que algunas personas comentan cuando están a punto de morirse, una sensación extraordinaria: como que te pasa la vida por delante. Y de pronto tuve la certeza de que no tenía nada pendiente por resolver, que estaba en paz. Cuando mis hijos eran pequeños, sí que la preocupación de morirme era muy importante, porque sí que sentía que tenía algo pendiente con ellos; pero ahora que son mayores...

Eso lo he encontrado en mi vida: las cosas que ocurren y me generan inquietud, o cuando tengo conflictos con alguien —porque a veces hay conflictos—, me gusta resolverlos sobre la marcha, y que no se queden pendientes, que no se me quede ahí... Eso es un cambio que he hecho en mi forma de vivir. Y eso me da mucha tranquilidad y mucha serenidad. Duermo por las noches muy tranquila.

ISABEL: Para mí, la espiritualidad tiene que ver con las preguntas ¿quién soy yo?, ¿de dónde vengo?, ¿dónde estoy?, ¿adónde voy?, ¿cuál es el sentido de la vida y de mi vida?

Creo que hay diferentes momentos de la vida en donde hay un sentido de la espiritualidad más fuerte. En la infancia, puedes vivirlos en determinadas situaciones, por ejemplo cuando se muere un ser querido, o un animalito al que quieres o estás cuidando. Cuando se muere alguien, haces una crisis de espiritualidad, hay un trastoque, como todo revuelto. También en la adolescencia. En la crisis de la adolescencia, en alguna medida nos preguntamos qué sentido tiene la vida, de dónde venimos. Muchas de las depresiones de la adolescencia vienen de no encontrar el sentido de la vida, hasta que encuentras algo, hasta que encuentras un camino..., a veces, equivocado.

Creo que en la segunda mitad de la vida hay un renacimiento muy grande de la espiritualidad. Al menos eso es lo que siento.

Me percibo como una persona muy espiritual, en el sentido de preguntarme cosas. Seguramente, eso tiene que ver también con la metodología de trabajo que tengo, el porqué me he dedicado al autoconocimiento, a la búsqueda de uno mismo, qué me pasa, por qué... Todo eso tiene que ver con la espiritualidad, buscar en el mundo interior cuando puedes también buscar en el mundo exterior. La búsqueda de Dios de mucha gente sería buscar el sentido del mundo exterior. Y otras búsquedas pueden ser en el mundo interior: el sentido de la vida, por qué voy por aquí, por qué hago esto... En ese sentido, creo que he sido una persona muy espiritual, aunque quizá no se ha visto porque no he sido religiosa.

En esta etapa de la vida hay varias cosas que me acercan todavía más al sentido de la vida; en este periodo siento que avanzo en edad, y eso me hace mirar hacia atrás, mirar lo que ha sido mi vida: «¿Estoy contenta?», «¿No estoy contenta con lo que he hecho?», «¿Qué cosas quisiera cambiar o no?». Mirar hacia atrás para mirar hacia delante, para ver si quieres reconducir tu vida y cómo.

Por otra parte, me miro al espejo y me veo más mayor, más mayor quiere decir que me queda menos de vida, con lo cual digamos que la cercanía de la muerte es más evidente que cuando tú tienes 15 años, que piensas que tienes toda la vida por delante y que no te vas a morir nunca. Eso, unido al hecho de que —como ha sido mi caso— he tenido situaciones de sentir que me podía morir pasado mañana, hace que te replantees rápidamente los valores... Además, la gente de tu alrededor también empieza a morir, a enfermar, y tienes que acompañarlos. Cuando acompañas también te acompañas a ti misma. Hay un acercamiento a la espiritualidad que para mí tiene que ver con estos momentos de mi vida en que me pregunto para qué he venido yo a este mundo, a hacer qué. Y busco en diferentes cosmovisiones, en donde pueda encontrar qué sentido le dan a la vida.

He asistido varias veces a danzas prehispánicas de México, pero recientemente fui a las pirámides el 21 de marzo porque era el equinoccio de primavera y hacían danzas. En esta ocasión, los danzantes nos invitaron a participar, a hacer un círculo para generar la energía de la danza. Antes de empezar, los y las participantes abren sus brazos y piden a las cuatro direcciones. Nunca había oído qué es lo que se decía, pero sí lo escuché esta vez. Se dicen muchas cosas: te abres al este, al sol, la vida, la agricultura...; te abres al oeste, a las abuelas curadoras; te abres al norte, a la casa del silencio, de donde todos venimos para cumplir una misión y a la cual volveremos cuando la hayamos realizado, y al sur, a la voluntad.

Para mí, lo del norte me pareció una cosa realmente bonita, tranquilizadora; le daba un sentido que en nuestra cultura no le damos, y eso a veces genera mucha angustia. Pero sentir que vienes de la casa del silencio —del cosmos— para hacer algo, cumplir una misión, hacer una tarea, que cuando la tienes hecha te vas, me parece sanador, ya que no entiendes por qué la gente se va, muere a esta vida, pero posiblemente, dentro del misterio del cosmos, la persona (lo sepas o no) ha realizado su misión. Tú no sabes cuál, por qué, ni cómo. Quizá, cuando se va una criatura recién nacida, obliga a que sus padres trabajen personalmente algo. Yo he tenido pacientes con 40, 50, 60 años que no han elaborado todavía el duelo de su madre, que murió cuando nacieron, y todavía esa persona está "peleada" con el mundo o con su madre, enfadada y triste por la pérdida. Y me pregunto si es posible que, dentro de ese misterio de la vida, la madre haya tenido que morir para que esa persona trabajara eso, atravesara el duelo. Me da un sentido, me hace plantearme de alguna forma cuál ha sido mi camino, por dónde he tenido que ir para estar ahora aquí. Son las situaciones laberínticas de la vida; es decir, me planteo las vueltas que da la vida para que tú estés aquí o allá. Y comprender que la vida tiene un sentido, que todo lo que has vivido tiene un sentido, tanto lo que te ha ido bien como lo que te ha ido mal; que de todo has aprendido. Eso me da paz y tranquilidad, me da alegría. Pero, qué duda cabe, aunque trabajo mucho el tema de la muerte, no es que esté totalmente abierta y tranquila, también me genera movimiento.

Hace unos días pasé por Madrid y quise ir a la Puerta del Sol para ver el movimiento del 15-M que acababa de nacer. Hice fotos, me dio mucha esperanza ver a gente que se mueve, que piensa, que se replantea cosas. Pero por otra parte pensaba: «Todo esto yo ya lo he vivido, lo he hecho ya, he contribuido.

Esta gente no sabrá que yo he contribuido, pero así ha sido». En la memoria de la historia, como en la memoria del cuerpo, nada pasa porque sí; las cosas aparentemente aparecen y desaparecen y se olvidan. Pero nada se olvida porque en algún momento se retoma. Me produjo una sensación de satisfacción ver a la gente reflexionando, debatiendo, pero yo eso ya lo he hecho. Bueno, no he plantado una huerta en la fuente de la Puerta del Sol —como se hizo allí, entre otras cosas—, pero ese movimiento, esos deseos de transformar el mundo, de que el mundo sea mejor, de que la democracia sea real, de que la gente participe... Eso para mí también es la espiritualidad. Es un movimiento social, pero realmente también es un movimiento espiritual. Eso parte de la espiritualidad de la gente: «Quiero que nos tratemos mejor, que seamos más ecológicos, que nos relacionemos con mayor equidad, que haya participación social...». Cada uno dice lo suyo, desde su perspectiva; había un cartel feminista que decía: «Cuando acabes de acampar en la Puerta del Sol, ven a casa y friegas».[23] Cada cual con sus eslóganes. Pero nada de eso me venía de nuevas. Cada quien expresa la búsqueda de la espiritualidad, la búsqueda de un mundo mejor, de mejores relaciones humanas. Y lo hace a su manera, por un camino, por otro, desde el pacifismo hasta la política más beligerante.

Estas reuniones que estamos compartiendo aquí, todas nosotras, para mí son espirituales, a pesar de que hablamos de cosas de la vida cotidiana; pero, claro, es que para mí la es-

---

23. Fregar: limpiar los cacharros de la cocina.

pirAtualidad tiene que ver con la vida cotidiana. Siento que la espiritualidad no es algo al margen del día a día. Ser espiritual en una cueva es muy fácil, pero serlo comprando el pescado y atendiendo a los chiquillos y la comida... ¡ya tiene mérito! Y en ese sentido, la espiritualidad se manifiesta de una manera u otra, haciendo el "Om" o haciendo la ensalada y el puré de calabaza; quieres dar algo tuyo o darte, lo quieres dar con amor o porque te quieres tratar bien. Todo eso es espiritualidad.

También la sexualidad siempre ha estado vinculada a la espiritualidad. Hay diferentes manifestaciones sexuales, y no todas las manifestaciones son igualmente espirituales, a veces es una mera descarga, que está bien, pero desprovista de conciencia. Pero la sexualidad es una fuente importante de espiritualidad, de conexión con el universo, de conexión con una misma, de transformación de la conciencia. Hay muchas maneras de entrar en otros estados de conciencia. A mí nunca me han interesado, por ejemplo, las drogas, pero con la sexualidad pienso que se puede lograr un estado alterado de conciencia, un estado espiritual, así como con la meditación, con la naturaleza...

Están las grandes preguntas y las cosas pequeñitas, que serían también los placeres que tienen que ver con la espiritualidad de la vida cotidiana: por ejemplo, estar con gente amiga me da placer en el cuerpo y en el alma, y ese placer en el alma —también en el cuerpo— tiene un contenido también espiritual; estar sola a veces me da mucho placer; el amor en sentido amplio... Por supuesto, cuando tienes pareja se experimenta, pero también, la tengas o no, con las amigas y amigos, los animales, la naturaleza, o lo experimentas también en proyectos solidarios...

Este momento de nuestra vida creo que es muy especial, todo eso se amplifica mucho porque ya no estás en la crianza, porque ya no estás obligada a estudiar para tener una carrera para trabajar; tienes más tiempo, si estudias lo haces por placer; si lees, lo haces por placer; si cuidas a los nietos, lo haces por placer, porque no tendrías ninguna obligación de hacerlo..., lo haces porque te apetece. Conectas más con los placeres pequeños que tienen que ver con el sentido de la vida, con el placer de la vida. Todo eso, además de generar placer en el cuerpo, tiene una connotación espiritual.

MARGARITA: Esta etapa de mi vida viene marcada porque por primera vez sentí la necesidad de conectar conmigo misma. Eso que aparentemente parece tan simple, para mí no lo es. Es un trabajo importante, una necesidad de estar más en el adentro que en el afuera. Por primera vez siento la necesidad de meditar. Aparecen proyectos como hacer el Camino de Santiago. Y todo esto coincide con un momento muy importante de mi vida, y es que estoy acompañando en el camino hacia la muerte a mi padre. Está siendo un camino muy duro. La idea de la muerte, de verla tan cerca, me hace tomar conciencia de su cercanía, incluso con respecto a mí, y por lo tanto siento una necesidad de vivir las cosas de manera más de verdad, más auténtica. Valoro mucho más lo que vivo en cada situación y en cualquier momento. Siento que cada minuto es importante; es importante decirle a mi padre lo mucho que lo quiero, y decírselo también a mi hijo cuando aparece o cuando estoy con una amiga. Hay una necesidad como de estar al día, de estar al momento.

Mi padre es dependiente total, eso quiere decir que yo me he visto muy limitada, pero, por otra parte, eso en el camino del conocimiento de mí misma ha sido positivo.

Janira: Para mí, meditar es seguir haciendo cosas. Me cuesta quedarme en la posición clásica para meditar, me duermo. Me resulta fácil hacerlo mientras friego los cacharros, o camino, o cuidando mi jardín, en el que paso todo el tiempo que puedo. Si veo que los caracoles se han comido las flores que con tanto mimo he cuidado, rápidamente pongo *mata-caracoles*, y ahí vuelvo a entrar en contradicción. Si son seres vivos, ¿por qué pongo sustancias para que se mueran? Al final elijo las plantas. No son meditaciones trascendentales, en fin. Hace unos años se murió una amiga muy querida. De joven fue muy religiosa, luego dejó de creer sobre todo en la Iglesia católica. En la madurez, decidió hacer meditación, decía que quería potenciar la espiritualidad. Intentó convencerme de muchas maneras para que meditara con ella de la manera clásica, pero yo seguía en movimiento en mi jardín. A veces hacía retiros en un monasterio, decía que le ayudaba a pensar con tranquilidad y a recuperar la humildad poniéndose a disposición de los demás, todo esto lo hacía sin hablar. Un día, al preguntarle qué había hecho en el último retiro, me dijo muerta de risa: «No se lo digas a nadie, he estado pelando patatas todo el tiempo. Yo quería participar en la limpieza del jardín para hacer como tú, pero...». De momento, no siento que necesite parar, me encuentro bien con el movimiento, haciendo cosas que me gustan.

Recuerdo que mi primera crisis existencial de la adolescencia fue entender el paso del tiempo. Me pellizcaba en la mano y me decía: «A ver, comprobación básica, me pellizco la mano, me duele, es ahora». Soltaba, y ¡ya está!, ha pasado; no me dolía, había pasado el tiempo. Esto me tuvo entretenida varios meses. Ahora, de vez en cuando, cuando me miro al espejo, también veo el paso del tiempo. No me veo mal, pero sí noto los cambios. No soy creyente, pero tengo una niña en mi entorno que me ha adoptado como su *iaia*; el otro día me dijo: «*Iaia*, sé dónde está Dios, está en el cielo». Pensé: «¿Cómo le explico a esta niña que yo no?». Y en todo caso, «¿Qué le digo?». Su abuela sí que es creyente, fue la que empezó la cuestión. Así es que le di mi versión de Dios, considerando que si yo he crecido bien en un montón de contradicciones, ¡seguro que ella también!, que se quede con lo que más le guste.

No le tengo miedo a la muerte. Una vez le oí decir al escritor José Luis Sampedro, que tiene 93 años, que cada día, cuando se despierta y se da cuenta de que está vivo, se sorprende de ello. Cada día es un regalo del cielo. Yo me imagino que la muerte será algo como «Aquí sigue el mundo sin mí, no cuenta nadie conmigo porque no estoy». Casualmente, hoy me ha traído una amiga los papeles del testamento vital para firmárselos como responsable de que se cumpla. Durante la comida me ha contado varios dilemas que tenía. Me dijo: «He pensado donar mi cuerpo a la ciencia, ¿qué te parece?». Y yo contesté: «Me parece lo que tú quieras». Y siguió preguntando: «¿Qué utilizarán?». Y yo le contesto: «Los huesos, la piel, todo lo que puedan». «¿Me harán un entierro?», continuó. «¡Menuda conversación tenemos, me estás dando la comida!» Al final acabamos riéndonos. En fin, que la muerte está ahí y el día que me toque..., pues yo qué sé. A veces pienso que soy fría, aséptica, luego me digo que qué más da, de momento no me preocupa. Lo que sí me molesta y me da rabia, aunque lo intento respetar pero no siempre lo consigo, es cuando alguien dice ante una situación dolorosa: «Es que Dios lo ha querido». Y pienso que podría haber querido otra cosa... Ante estas situaciones tengo que respirar para seguir siendo respetuosa con otras opiniones.

Yo me puedo retirar sola dos horas en el pueblo, en el bosque, o cogiendo almendras, pero eso de decir: «Me voy al retiro», pues tampoco tengo la necesidad. Lo que tengo claro es que no me voy a forzar a nada que no le vea una necesidad. Soy así de práctica, tan vulgar y corriente como la mayoría. Recuerdo que, cuando era jovencita, leía en los periódicos las esquelas de los muertos. Al leer «Ha muerto con 50» pensaba que me faltaba mucho para llegar a esa edad. Ahora veo lo mismo y me digo: «Qué joven, yo le paso no sé cuantos años».

Creer en la espiritualidad —pienso que está idealizada—, creer en el cosmos... Yo creo en la gente, en lo cotidiano, en el buen trato, en la risa, en las cosas prácticas. Y pienso: «Y que me dure». Si se produce algún cambio y me veo descolocada, ya veremos qué hago. De momento vivo.

Rosalía: Yo no sabía cómo ubicar esto de la espiritualidad y decía: «¿Dónde coloco esto en mi vida?». Y entonces me di cuenta de que realmente el ser humano en la realidad tiene una parte material que es más tangible y una parte más sutil que para mí es la que tiene que ver con la espiritualidad, y esa parte está en el individuo y está en la vida. Mi parte espiritual son los sentidos, esa parte con la que percibo la vida, cómo la veo, lo que escucho... Toda la percepción para mí tiene que ver con la espiritualidad. Creo que ahora la vivo más asentada. Creo que esa espiritualidad está desde que nacemos en cada ser humano, pero la diferencia con la edad y con lo que vivo ahora es que yo ya tengo una experiencia de la vida, he vivido; para mí, va unida a la conciencia, la conciencia individual, de quién soy yo, y la conciencia más de la vida en su conjunto, más global. En ese sentido creo que está mucho más asentada esa espiritualidad, tengo una visión más amplia de la vida, mis sentidos se han abierto, lo cual me ha llevado a una mente más abierta, en general, a la vida y a las personas. Creo que estamos de paso, eso para mí se ha hecho muy evidente después de lo que he vivido. Cada vez me hago más amiga de cosas inmateriales porque pienso que voy hacia allá, hacia lo inmaterial, que yo no sé lo que hay, pero sé que existe. Tengo conciencia de que somos más de lo que percibimos, por esa parte sutil del ser humano, y lo he podido experimentar. Con lo cual, los apegos, con la edad, cada vez son menores. Sí que le doy importancia a lo material, porque creo que para tener esos sentidos abiertos, para tener una visión centrada o abierta de la vida, uno tiene que estar en sí mismo, y ese sí mismo para mí es también la parte material, es el cuerpo. Si tú no estás, o no sabes quién eres ni adónde vas, difícilmente vas a ir más allá, que para mí es donde nos conduce la espiritualidad, es una búsqueda de algo, de esa parte desconocida que todos anhelamos, que todos buscamos. Es ese equilibrio, o ese punto medio entre lo externo y lo interno, entre la parte material y la parte más sutil. Quizá yo ahora vivo esos aspectos de forma más equilibrada y dándome cuenta de que ya no busco tanto el sentido de la vida, me pierdo menos en ello, sino que vivo la vida y ¡ya está! Soy consciente de que tengo un tiempo, y lo que quiero es vivirlo con todo lo que me ofrece la vida. Y en ese sentido me relaciono de forma especial con la naturaleza. Creo que es la parte más pura de la existencia: los elementos tierra, agua, aire... me anexan de una forma muy pura con esa faceta que me lleva más allá, con algo que permanece. Los seres humanos nos vamos, es un tránsito. La naturaleza está, persiste con el tiempo. Y es ahí donde yo más me encuentro con mi parte espiritual, donde se me abren los sentidos, donde disfruto, tengo placer, me vincula con vivencias continuamente, con lo que yo soy, con lo que he vivido, mirando, sintiendo el agua, la tierra que me conecta con mi cuerpo, las flores que me conectan con mi feminidad, los pájaros que me conectan con la libertad. Son unas sensaciones con la naturaleza que me abren a la vida y me llevan más allá. Y para mí esto es espiritualidad. Es vivir la vida con lo que hay en cada momento; a veces desde el sufrimiento, el dolor, la muerte... Ahí también he podido acercarme a mi parte espiritual, acompañando en ese tránsito a mi madre, envuelta en amor, dolor y serenidad.

BÁRBARA: Para mí, la espiritualidad está conectada con lo erótico, con la muerte y con la música.

Yo tuve una adolescencia muy espiritual. Meditaba todos los días desde la religión, pero a mi manera. Leía a los místicos y daba muchos paseos: por la catedral, por la nieve, con la lluvia, paseos por los bosques de árboles desnudos en invierno... Estaba muy unida a la naturaleza. Me parece que la espiritualidad es conexión con todo lo que existe: animales, naturaleza, personas, unión, desde el amor, con lo que está pasando, con los cambios climáticos, con el dolor del mundo, etcétera, pero tampoco lo puedo separar de la música —de adolescente escuchaba mucha música clásica—, que me hace estar en otro estado muy conectado con el universo. De hecho, me acuerdo de un momento mío de angustia y cómo, a través de la música y la danza, me conecté con la tierra, y en esos momentos se terminó mi angustia. He tenido en mi vida otro momento de mucho dolor en que me eché sobre la tierra y me pareció que la tierra me acogía, y ¡ya estaba! Otras veces, en momentos de placer, de éxtasis sexual, o también acompañando el deterioro de mi madre este verano, durante dos meses, estando en silencio con la vida y con lo que está ocurriendo, aceptando la vida en todas sus dimensiones, me siento conectada y unida a algo trascendente. Otras veces puedo estar meditando. De hecho, cuando más medito es cuando lavo los platos. Por eso no quiero tener un lavaplatos, porque yo con el agua y lavando se me ocurren muchas cosas, estoy en conexión con todo el mundo, estoy centrada.

No puedo separar la espiritualidad de una conciencia feminista. Para mí fue un momento clave: un antes y un después que te hace ver la vida de otra manera y enlazar con las antepasadas, con las venideras y con las presentes. Es como decir: «Bueno, estoy en esta tierra con un cuerpo de mujer y nada puede separarse de esto». Antes nadie me lo había explicado, pero el hecho de vivirlo con otras mujeres ha sido algo fundamental. Y no lo puedo separar de un amor incondicional en todos los sentidos: en la amistad o en la pareja, que eso no quiere decir que la amistad termine o la pareja se acabe, sino que es como encontrar el sentido profundo de las cosas. En las dificultades que he tenido con las parejas, nunca me ha venido el rencor. Estoy muy acostumbrada a interiorizar todo desde pequeña, y en la adolescencia, muchísimo más, para entender qué me pasa, qué le pasa al otro, cómo se podría... Siempre me ha gustado mucho la filosofía, como la de María Zambrano u otras que me hacían sentir muy cercana a la música, la poesía..., a todo lo que nos pasa, pero en lo cotidiano también.

Tengo una visión, como un cuadro plástico, de lo que es la espiritualidad. En un viaje a Nicaragua, en el cuarto año de la Revolución sandinista, visitamos a unos jesuitas valencianos que estaban en la frontera con Honduras, en la guerra. Atravesamos a pie un río y llegamos a la frontera, en un lugar habitado por una comunidad de gente que compartía todo lo que tenían. Allí se celebró una misa muy especial, y mientras el jesuita decía: «Este es mi cuerpo», una niña se masturbaba, tocando su clítoris. Digo: «Muy bien, este es mi cuerpo, todo esto es nuestro cuerpo». Y mientras se celebraba la misa, las mujeres preparaban la comida y los gallos cantaban bajo un cielo precioso. Esto es la espiritualidad, porque están buscando la transformación de su mundo, la sexualidad está aquí y nadie se extraña de que esa niña se esté tocando lo más sagrado que es su sexo mientras los gallos cantan. Me pareció un cuadro plástico de lo que es la espiritualidad.

Yo tengo muy presente el amor y la muerte, constantemente, casi todos los días, porque mueren personas amigas, porque mi madre tiene 93 años (puede durar hasta los 100, pero...). Esto me hace pensar también en mi vida y en mi muerte. Este verano, al estar con mi madre, pasó toda mi vida por delante, y hasta cosas de las que no me acordaba aparecieron. Fue como una muerte, como cuando dicen que en el momento de tu muerte aparece toda tu vida. Pues a mí me ha pasado toda la vida por delante al estar dos meses con mi madre, y creo que ha sido un punto importante; miro a mi familia de otra manera y a mí misma de otra manera, y todavía estoy en este cambio, que no sé si he entendido por completo, porque se está realizando aún.

Isabel: Cuando lanzamos al aire las cenizas de las personas que han muerto, cuando los dejamos en tierra, cuando los tiramos al río, eso nutre o riega nuestros campos. Ese arroz nos lo tomamos, nos tomamos el espíritu de los muertos de todo el mundo. Lo sepamos o no lo sepamos —en México dicen que respiramos el polvo de las estrellas—, todo se va pulverizando, tomas de todo. Y esto da un sentido de trascendencia muy hermoso; es decir, nadie desaparece, todo lo que ha existido forma parte de todas las personas del mundo, de todos los genes que se han ido transformando; con lo cual, tú contienes no solamente a tu madre y a tu padre, abuelas, tíos, etcétera, sino a tu linaje, como dirían en Vietnam. Allí los linajes forman parte de la cultura, creo que hay varios. Pero, claro, un linaje se ha mezclado con otros. Con lo cual, con una mirada profunda te das cuenta de que todos estamos mezclados, de que tomamos el espíritu y el cuerpo de los demás, aunque no nos demos cuenta. Eso me parece de una belleza... Esa mirada para mí es muy espiritual. Efectivamente, cuando tú dejas las cenizas de tus muertos ahí en el campo —en Vietnam, en los arrozales hay muchas tumbas—, luego tú, simbólicamente o no, te comes el arroz —en el caso de nuestras huertas, las verduras, las frutas...— del campo; te tomas el cuerpo de todos los que se han ido antes que tú, y los demás que vienen detrás te tomarán a ti también.

Y luego también el espíritu, eso también es muy importante; cómo el espíritu de los que se han ido se mantiene en los que nos quedamos y se mantendrá más allá de los que no conozcamos. Daros cuenta de que la tradición oral cuenta cosas que alguien contó, y antes las contó alguien, y alguien, y alguien..., y se va dejando parte de la voz y del espíritu en aquello que se va contando.

A veces, me veo haciendo cosas que hacían mi tía y mi tío: lo que llamaban "aplausos de uñas, dientes y pestañas". (*Se escenifica el aplauso. Risas.*) Cuando lo transmito —suelo hacerlo cariñosa y divertidamente—, cuando canto canciones que cantaba mi abuelo..., los hago revivir, los actualizo y los hago presentes para otras personas. A veces me viene gente y me dice: «Tú una vez dijiste...». Todo lo que tú haces, dices, aunque sea la cosa más mínima, puede ser importante para alguna persona, tanto en sentido positivo como negativo, trasciende más allá de ti misma.

CELIA: Es como la teoría del bumerán, que dicen en algunas culturas: la energía positiva que tú lanzas te vuelve en energía positiva, la energía negativa que lanzas te vuelve en energía negativa. En mi casa se decía: ese mal rollo que llevas te va a venir, y en efecto algo pasaba: tropezabas, te caías...

En la sanidad se nota mucho —aquí trabajamos varias en sanidad—: la forma de mirar, de tocar, de cuidar... Es muy importante.

CANDELA: Iba a comentar otras cosas, pero esto es muy interesante. En mi trabajo como enfermera he comprobado que el trato con cariño a los pacientes, acariciarles con la mirada y transmitirles serenidad les hace sentir mejor, incluso reaccionar mejor ante el dolor. Esto es sorprendente. Le pregunté a una compañera en referencia a esto, y ella me dijo que había observado que «cuando —me hizo otra aclaración— yo estoy bien, todos están bien, y me los controlo a todos; pero si vengo torcida,[24] ¡madre mía lo que puede pasar!». Y es cierto, transmites lo que tú llevas dentro.

Por mi trabajo he tenido que convivir con la muerte. Desde ahí ves lo cotidiano de otra forma: lo que somos, lo que

---

24. "Venir o estar torcido" es una expresión coloquial que significa "estar de mal humor".

podemos ser en un momento, si seremos otra cosa después o no... El experimentar momentos duros, de mucha tensión, me ha hecho vivir emociones fuertes y reaccionar de una forma muy tranquila, como desde acompañar en la muerte con una caricia o desear un buen viaje a alguien que no conoces o a alguien que conoces. He tenido que hacerlo muchas veces. Y también dar la bienvenida a la vida; las cosas más duras y las más bonitas. Y eso lo aprendí a partir de una época de mi vida en donde noté un cambio importante a raíz de unas vivencias que tuve. Cuando yo estaba allí y recogía a la criatura que nacía le decía: «Bienvenido a la vida. Tienes que ser fuerte». Y si era un niño, le decía sus palabritas, y si era una niña: «A ver, tú como mujer...». Y eso me daba alegría. Es introducir dentro del trabajo aspectos espirituales. Lo que comentaba al principio, lo traslado a todo.

El cambio importante lo tuve en el año 97, que me supuso un moverse todo. Viví mi primera experiencia de trabajo fuera, en el extranjero; regresé, tuve que despedir a una sobrina mía de 30 años que murió de un cáncer. Fue muy duro despedirla, su marido de una mano, yo de la otra. Al día siguiente mi padre murió de un infarto. Sucedieron en la familia cosas muy duras. Y a los seis meses murió mi madre, a la que también tuve que acompañar. Eso me produjo un cambio tremendo. Soñaba con volcanes de arena que estallaban en burbujas de cristal de colores... Todo esto me hizo vivir cosas muy fuertes de entrar en mí misma, cosas tremendas. Y gracias a eso cambió mi concepto de muchas cosas, volví a trabajar al mismo sitio del extranjero. He vuelto muchas veces. Y todo cambió mucho más cuando fui a la selva. Allí tuve unas experiencias que no he tenido nunca. Cuando viví en el río, la noche en la selva, sola con cuatro personas, pensé: «¡Dios, qué cosa más grande!». Experimenté lo que comentabais, la vivencia en la naturaleza. Una tormenta en el Amazonas es tremenda, un atardecer también. Momentos fuertes. Y cada vez que he ido he encontrado a muchas personas, especialmente gente de la selva, que me han enseñado mucho. Me han transmitido la tranquilidad, no temer. Yo llegaba allí y se me iban todos los males; me sentía como una gacela, caminaba rápida... Me enseñaron que se puede vivir en mitad de la selva tan ricamente. Lo más curioso es que ellos se van. Igual que hay gente que va a la ciudad más grande de allí, también hay una tendencia a irse, buscan una riberita del río y se van, ponen su casa y de repente aparecen otros, ven esa casita y se ponen al lado; otros, otra casita, y eso es un pueblo. Y así ves muchos. ¿Qué serenidad encuentran ellos allí? Pues debe ser algo muy grande y algo genético que llevan de sus ancestros de allí, cómo viven... ¡Me enseñaron muchas cosas! Cada vez que he ido me ha hecho cambiar más. Respirar allí en la selva te lleva a unos momentos preciosos. Y vivir sin temer: «Aquí estoy yo, a miles de kilómetros de casa, en un pobladito, con una tormenta tremenda, con una mosquitera, todas metiditas en un botiquín porque no podíamos dormir en otro sitio, viendo que el agua entraba y también los bichos», y ¡bueno! Ver las cosas allí, eso como tan natural, no temer nada. Cada vez que voy, vengo con una riqueza muy grande, porque cada vez que voy aprendo algo nuevo de ellos. Me enseñan.

En relación con lo que tú comentabas, Bárbara, de la misa. Yo no voy a misa nunca —no me planteo si soy o no soy creyente, porque ya en eso no sé—, pero una liturgia en la selva es algo genial: las mariposas que entran, si es una iglesita, el cerdo, el niño que llora, la madre que se saca la teta... Ir a una boda, a la fiesta de la boda, y la novia con la criatura al brazo, la niña llorando y el cura diciendo: «Esa niña llora», y la novia, con el traje de novia, sacarse la teta y darle de mamar allí. Son cosas de una naturalidad tan grande que no sorprende nada. Ese es el aprendizaje de lo cotidiano, de lo más sencillo, y eso es lo que a mí, a raíz de una época determinada en la que viví una situación muy fuerte, me hizo cambiar. Fue como el proceso de encauzar mi vida de otra forma; estuviera donde estuviera, hay formas de poderlo transmitir. Para mí eso ha sido una experiencia y un cambio de vida.

Salomé: Yo, aunque me veis aquí hecha una mierda, cuando trabajo en el hospital cambio. Siempre he tenido la filosofía de que, cuando voy a trabajar, en la puerta del hospital he de dejar mis problemas personales y me voy a trabajar; y cuando salgo, en la puerta del hospital dejo los del trabajo y recojo los míos.

Soy una persona totalmente distinta en el trabajo y fuera de él. Con mis compañeros y compañeras tengo más confianza, y si estoy enfadada, les mando a la mierda tranquilamente; con los enfermos, no; están enfermos y están mal. Solo quería puntualizarlo. Así ha sido siempre, y eso lo he podido hacer desde que empecé a trabajar a los 20 años.

ISABEL: Yo creo, Salomé, que el momento que estás viviendo es una crisis espiritual; dura tiempo, a veces mucho. Una se replantea muchas cosas...

SALOMÉ: ¿Dónde estoy ahora?, ¿ahora para dónde voy?, ¿qué hago?

ISABEL: Exactamente. ¿Dónde estoy ahora? Ahora, ¿cuál es mi camino? Eso es una crisis espiritual. A veces pensamos que la espiritualidad es otra cosa.

SALOMÉ: Ya le he podido dar la carta a mi hijo. Cuando vino, le dije: «La lees luego, así me entenderás». Como os comenté, me explico mucho mejor por escrito que hablando; además, si hablo con mi hijo me pongo a llorar y él se pone a llorar también. Le decía en la carta eso, que tengo el síndrome del nido vacío, que ahora tengo que aprender a vivir para mí, y que tengo que empezar y estar en ello. Ya la ha leído, ha llorado también. Ahora tengo que volver a aceptar que tengo que hacer mi vida. Es duro.

ISABEL: Posiblemente, sea más duro en muchas mujeres que el único sentido de su vida era la crianza, que no han trabajado nunca fuera de casa, que tienen 40 o 50 años, una pareja que no les gusta, que todo el sentido de su vida eran los hijos, y estos se van y se preguntan: ¿y ahora qué?

Pero las mujeres que trabajamos también fuera de casa y que lo que hacemos nos gusta y nos permite desarrollarnos, aunque sea una situación de crisis espiritual, porque una se plantea "¿y ahora qué?", tenemos mejores condiciones que otras mujeres que han estado totalmente replegadas ahí, sin amigos, sin trabajo, sin nada, que su única vida eran los hijos y ya no los tienen.

JANIRA: Hace poco hice un viaje a Berlín y visité el Neus Museum. En una de las salas está una famosa escultura de Nefertiti. Me pareció muy hermosa. La imagen está tuerta, no sé por qué. Esta figura, que es una representante de la feminidad, está tuerta. No es una imagen perfecta, es muy creíble, porque quien la hizo incluyó las arrugas de una mujer real. Nada de perfección. Podría ser cualquiera de nosotras, con la expresión serena, con el peinado, la ropa y los adornos sencillos. Yo salí enamorada de aquella imagen.

ROSALÍA: Para mí, ahora mismo, lo que estamos hablando se concreta en una imagen y es la imagen de Nefertiti. Creo que Janira y yo no nos referimos a la misma imagen de Nefertiti, porque el busto que yo conozco de ella ni está tuerto ni tiene arrugas, pero es una figura egipcia que yo veo con los sentidos, conectando con lo externo, pero teniendo como referencia lo interno. Está en conexión con la vida, pero diciendo que lo verdaderamente importante eres tú. Cuando hemos estado tanto hacia fuera, cuando no ha habido vida propia, pues lo tienes que hacer después, pero es lo que realmente cuenta. Al final de la vida, creo que lo que realmente cuenta es lo que tú has vivido para ti, la enseñanza que te has llevado, no lo que has hecho para los otros.

CANDELA: La vida nos encauza a una cosa, quizá es nuestro destino. Tenemos un comienzo, una trayectoria, y esa trayectoria la vamos canalizando. La podemos hacer de una forma u otra, pero la hacemos nosotras, poco a poco cada día.

BÁRBARA: Sobre la trascendencia, ahora me acuerdo de una vivencia, en Grecia: visitando el museo donde está la escultura de Poseidón, tuve una experiencia alucinante y empecé a temblar. Admiré aquella escultura lentamente y entré en comunicación interna con el alma de la escultura, era como si estuviera viva. Fue una experiencia estética muy fuerte, de tal manera que después de ver a Poseidón no pude mirar ya nada más: me tuve que ir a un parque cercano, sentarme y esperar una media hora en silencio, preguntándome cómo era posible que esta escultura, realizada hace miles de años, me hubiera conmovido de esa forma. Pensé que lo bello y la energía que tú pones en el mundo están ahí para siempre. Y eso es lo trascendente. Me parece que momentos así te transforman. Pero también puede ser trascendente la vida cotidiana, cuidando a un enfermo o estando con un niño, estando presente en ese momento con todo tu ser y a la vez dentro de ti; estar fuera y dentro a la vez me parece la cosa más espiritual.

Otra de las cosas que también me chocó y entusiasmó fue el sentido de la muerte en México, la idea de querer conectar a los vivos con los muertos, la vida entra en el cementerio a través de la música, la comida y la luz, y el espíritu de los muertos entra en las casas, en el altar de los antepasados, recordándolos y haciéndoles las comidas que les gustaban. Ese intento de querer hablar con eso, que es como unir este mundo con el otro, a partir de las imágenes, de la comida y del recuerdo, esa celebración de lo cíclico de la vida y la muerte, me parece muy espiritual.

(*Otras participantes que también han estado en México comentan sus experiencias allí.*)

—Y hemos bailado en el cementerio.

—Eso lo encontré muy bonito.

—Y hemos estado en un altar con el nombre puesto en las calaveritas.[25]

—Yo todavía tengo la calaverita.

—Esa fue una experiencia espiritual.

ISABEL: Estamos rescatando las experiencias espirituales, y pensábamos que no teníamos nada.

PEPA: No, si tenerlas las tenemos...

SALOMÉ: Yo fui a Segovia con mi hijo, cuando era pequeño. Fuera de la ciudad hay una iglesia de templarios, pequeñita. Tenía curiosidad por verla, había leído sobre ella. Entramos. Yo con el niño de la mano. Alguien me enseñó la iglesia y me dijo de un sitio al que había que bajar por una escalera, había una cruz marcada y dijo que me pusiera ahí, donde me iba a subir una energía..., que no me asustara. Pero no noté nada

---

25. En México se denominan "calacas". Son calaveras de azúcar que se colocan en los altares en la Fiesta de Muertos.

en absoluto, nada de nada. Pero la iglesia era curiosa, pequeñita. Habían hecho la iglesia ahí porque era un punto energé-
tico específico. Había que bajar una escalerita y ahí notar la
energía. Pero yo igual que bajé, subí, sin notar nada.

Bárbara: Yo hacía espeleología en mi época de estudiante, durante las vacaciones de Navidad, Pascua y verano. Una
vez, los compañeros de espeleología me llevaron a ver algo
sorprendente, algo que yo no conocía, aunque ellos sí. Me dijeron que iba a ver algo muy interesante. Íbamos con luces de
carburo, que hacen ver de una manera especial todo. Íbamos
caminando lentamente, y en un cierto punto, sobre un altillo,
vimos unas huellas de pies, grandes y pequeñas, de humanos
primitivos, concretizadas en la arcilla, que solo iban en una
dirección y no volvían. Al ver aquello me emocioné enormemente y pensé: «Aquí han dejado la huella antepasados y antepasadas mías, y yo lo estoy viendo». Entonces hubo en mí
una gran conexión espiritual, porque cuando te arrastras por
la tierra, que a mí me encantaba, y sientes su olor, te haces
una con ella, no estás separada. No sé explicarlo, pero al ver
de pronto aquellas huellas me conecté con toda la historia de
la Tierra. De hecho, la espeleología era para mí una experiencia muy energética; cuando salías del interior de la tierra, no
sabías si era de noche o de día, si habían transcurrido dos o
seis horas. Además, el hecho de dormir dentro de la cueva te
lleva a una gran fusión, casi simbiótica con los elementos del
interior de la Tierra, como si sintieras sus entrañas. Son experiencias que yo las uno mucho a la espiritualidad.

ISABEL: Está esa interconexión. Thich Nhat Hanh dice que la muerte es una ilusión; todos los que nos han antecedido existen. Eso no te quita el dolor de cuando se nos muere alguien querido, por una parte se entiende, pero por otra...

Pero ¿cómo es posible que esa escultura griega de hace tantos años, esas huellas te conmuevan? Te conmueve porque el espíritu de esa persona, lo que quería expresarte, te lo ha dejado. Te quería dejar esa figura: esa figura que a ti te conmueve —porque tiene los surcos...—; el espíritu de esa persona que lo hace te llega, te conectas con ella, con lo cual no ha desaparecido; ha desaparecido su cuerpo, pero no su espíritu.

PEPA: Esa es una canción de Maná sobre los espíritus que dice: «Cada vez que los trae mi pensamiento». Cuando habla de los desaparecidos —a mí me impresionó mucho eso— dice: «Cada vez que los trae el pensamiento». Y es verdad, yo creo que llevamos toda nuestra historia, toda nuestra familia, el entorno... Hace años me organicé un viaje yo sola. Necesitaba hacerlo. Me fui con una amiga a Santiago de Compostela y allí alquilé un coche y me volví sola desde allí hasta Valencia. En Galicia pasé por un sitio donde estuve con 10 años en una especie de campamento muy importante para mí; pasé por Ávila a ver a una amiga que es la madrina de mi hija; pasé por el pueblo de mi padre; por el pueblo de mi madre; por Madrid; por el pueblo de mi hermano. Me decían: «Parece que te vas a morir, te vas despidiendo de todos». Pues yo necesitaba hacer aquel viaje. Hice lo que no había hecho nunca: dormí en el pueblo de mi padre en casa de una prima mía, dormí en casa de mi hermano, en Ciudad Real, donde tampoco había estado nunca. Recuerdo que luego bajé por las lagunas de Ruidera, estuve en Almagro, me senté en su plaza. Además, en el cuaderno de viaje que tengo, tengo un dibujo —yo dibujo fatal— de la plaza de Almagro y de verdad que se parece a esa plaza. En ese viaje que realicé llevaba conmigo toda mi historia, y se me ocurrió la idea. Es verdad, están todos. Además, mi hermano murió en febrero del año pasado. Claro, si yo no creo en Dios, no creo en otra vida, hay momentos en que dices: «¿A quién recurro yo ahora si no puedo recurrir a Dios?». Y yo hace años empecé a recurrir a mis padres. A mis abuelos no los conocí, bueno, solo a mi abuelo. Tengo a mi padre, a mi madre y mi hermano el que murió. Y empecé a recurrir a mis padres, porque estaba convencida de que si había alguien que me quería y me podía ayudar eran ellos, estaba claro. Y cuando murió mi hermano el año pasado, yo tuve un momento la intuición de que mis padres habían ido a buscarlo. Cuando él se murió —estábamos todos allí—, esperó hasta el último segundo a que llegase mi último hermano para morirse, yo creo que hasta vi que mis padres iban a buscarle. Y a mí eso me dio mucha serenidad; por él y porque pensé que a mí también me pasaría, que no me iba a quedar sola después.

María Dolores: Mi parte espiritual ha ido cambiando en el tiempo. Siempre me he definido como católica y en la actualidad siento que cada día soy más espiritual, pero de distinta forma, o sea, no quiero saber nada de la iglesia y mucho menos de la jerarquía. Necesito sentir esa espiritualidad mía para poder vivir, pero creo que es algo un poco de conveniencia. En relación con mi salud, que no es buena, sí que he preparado todas las cosas, las tengo en orden por si me pasa algo.

Creo en la reencarnación, y conforme me hago mayor me siento más unida espiritualmente. Eso me ayuda a perdonarme las faltas humanas que tengo y también a perdonar a otras personas, eso me hace vivir más tranquila.

Estoy un poco cansada de todo, de los dolores, que son terribles, que no te calman con nada, y a veces pienso si no estaría bien ya descansar definitivamente. Son interrogantes que van surgiéndome. Y a la vez todo me enternece, me emociona, y pienso que tener esa parte espiritual tan fuerte me hace sufrir. Me gustaría tener una varita mágica y solventar muchas cosas.

En fin, la conclusión sería que necesito ser espiritual. Mis dolores han cambiado, pero también la sensación de que lo que tengo es que he vivido mucho y necesito ya tranquilidad. No tengo ganas de hacer muchas cosas; se necesita valor..., tener el dolor continuamente te pone de un mal humor y una rabia que...

Desde hace una temporada sueño mucho con seres que he querido y que ya no están. No me hace sentir mal, sino todo lo contrario. Creo que es esencial sentir..., no sé si la palabra sería el espíritu, la espiritualidad, pero sentirlo en el corazón, poder emocionarte. Cuando era joven, delante de la gente tenía vergüenza de emocionarme, y ahora es como una necesidad. A veces me voy al cine sola a ver una película y lloro tanto que cualquier día me preguntarán qué me pasa.

Creo que los valores en la actualidad han de hacerse a través de los cambios espirituales, los cambios de corazón.

PEPA: Yo era creyente, practicante, comprometida, me preocupaba de formarme bien, y luego ha ido pasando el tiempo y en estos momentos no soy creyente. En los últimos 10 años he ido pasando por ese proceso, reconocerlo y admitirlo. He tenido que pasar a hacer frente al vacío que eso me ha dejado. Ha sido un vacío bastante doloroso durante mucho tiempo. Bueno, como estoy en una etapa nueva —aunque en la segunda mitad de la vida, debe ser la tercera o cuarta parte—, posiblemente la espiritualidad es algo que tengo que volver a integrar en mí, porque quizá me he vuelto excesivamente realista, he puesto demasiado los pies en el suelo. En esta etapa, este será un tema pendiente que me ayude a integrar todo el trabajo que tengo que hacer, y que lo hago ahora, o me quedo sin tiempo, porque esto se acaba, ya falta poco. Recuerdo la experiencia que viví el año pasado con la muerte de mi hermano. El tema es que cuando te quedas sin Dios, es que no hay Dios que viva realmente,[26] porque no sabes en ocasiones dónde asirte, estás como agarrada a un clavo ardiendo. Y ya desde hace tiempo, cuando he tenido algún momento que necesitaba que algo sobrenatural me ayudase porque estaba viviendo algo muy difícil, me venían a la mente mi padre y mi hermano. Y el año pasado cuando murió mi hermano, que esperó hasta que llegó el hermano

26. "No hay Dios que viva": expresión coloquial que significa que "no se puede vivir".

que faltaba, la visión que tuve —se lo comenté a mis sobrinos, sus hijos— fue la de que cuando murió los abuelos le estaban esperando y le habían recogido. Y eso me está funcionando. Me ha funcionado en esos momentos y en algún otro. Pero lo de la espiritualidad…, han sido tantos cambios a lo largo de mi vida, han sido tantas cosas vividas que también es verdad que en el momento que dejé de creer me quedé sin fuerza, o sea sin… Hubo momentos en que, como decía, yo era como una máquina de tren de esas que sacan humo por arriba haciendo *"chucuchú, chucuchú…"*, y de repente me quedé…, me quedé…, y ya no iba, yo ya no iba.

Dejar de creer me afectó bastante. Pero efectivamente hay una espiritualidad sin Dios, y además todavía me la sigo cuestionando. Conozco mucha gente comprometida con la religión católica y siempre he pensado que no voy a ser más lista que ellos; si ellos creen en Dios, debe ser que lo hay, pero yo de verdad es que no lo veo. Lo respeto, porque además he ido entendiendo el porqué es necesaria la existencia de Dios, de una religión con todo un aparato. Eso no tiene ninguna explicación. Bueno, respeto a la gente que cree. Recuerdo que una vez que estaba hablando con una amiga de mis dudas ella se paró y me dijo: «Mira, no quiero que sigamos hablando de esto, yo necesito creer en Dios», y nunca más hemos vuelto a hablar de esto.

BLANCA: Yo religiosa nunca he sido. Iba a misa porque me obligaban, y estaba deseando que terminara para salir corriendo; además, era la representante de la familia. Mis padres no iban a misa y me mandaban a mí y a mi hermana. Para mí, la espiritualidad es hacer lo que debo hacer con mi conciencia, porque he observado que cuando yo no hago lo que creo que debo hacer luego inconscientemente me castigo; cuando hago algo fuera de mi conciencia, me castigo inconscientemente. Soy un poco rígida en lo que está bien y lo que está mal.

Practico yoga. Sientes la energía de la otra persona, que no sé si es espiritualidad. He estado pendiente de otras cosas, y no me he preocupado mucho de eso. Para mí, la espiritualidad es tener una ética y ser consecuente con lo que creo y lo que yo pienso que está bien.

Salomé: Respecto a la espiritualidad... Soy Tauro, ascendente Tauro, y en el horóscopo chino soy la Cabra, o sea, que más terrenal imposible. Atea cien por cien de toda la vida. He hecho la comunión, me han hecho hacer la comunión, el bautismo, la confirmación, pero no porque yo quisiera, sino porque había que hacerlo, y por los regalos, que es por lo que quieren los críos hacer estas cosas. A mi hijo no le he bautizado; cuando él quiera, que haga lo que le parezca. No creo en otra vida, creo que cuando uno se muere se acaba todo, lo que pasa es que sí que es cierto, pienso, que a la gente le ayuda el pensar que no te mueres, que vas a otro sitio. Yo creo que hay gente a la que eso le ayuda a llevar la etapa. Creo que cuando te mueres, te mueres y ya está. Para mí, la espiritualidad es el amor hacia las cosas. Yo le hablo a las plantas, y pienso que hablándoles están más bonitas. Y les hablo a los animales.

El amor hacia las personas y las cosas es para mí la espiritualidad. Que tú quieres ser creyente, pues me parece estupendo para ti. Hace poquito tuve un paciente en el hospital que estaba horrible, sufriendo mucho y la hija ahí diciendo: «¡Ay!, es que Dios lo quiere así». Estuve a punto, cuando me dijo que le dolía, de decirle: «Aguanta, porque Dios lo quiere así...». Entiendo que la gente quiera pensar que hay otra vida después, o que estás en el cosmos, o lo que sea, porque es quitarte el miedo a que cuando se acaba se acabó, pero eso a mí no me da miedo, ni me da miedo la muerte, porque la veo a diario. Creo que lo tengo todo hecho, me falta hacer el testamento vital, evidentemente. Tengo que hablar con mi hijo para que eso lo tenga presente. Nada más se lo dije una vez en plan amenaza: «¡Como a mí me mantengas con tubos, es que vuelvo!». Hace algún tiempo leí en el periódico *El País* un reportaje acerca de un hombre muy enfermo que decidió poner fin a su vida cuando quiso. Ahí me enteré que en Madrid está la Asociación del Derecho a la Muerte Digna. Bueno, yo me apunto.

5. Vida social

Hoy es el último día y el último tema. ¿Habéis notado cambios en vuestra vida social? ¿Cómo os situáis en este tema en la actualidad?

CANDELA: Sí que he sentido que muchas cosas han cambiado, por toda la experiencia, los años, lo que la vida te va deparando en cada momento, y también otra cosa que he aprendido es que todo va un poco acompañado; en la medida en que me voy encontrando mejor conmigo misma, necesito menos del tumulto, de gente, de relacionarme, de hacer muchas actividades. Han cambiado mis actividades, no necesito muchos amigos, selecciono, no intencionadamente. Me doy cuenta de que, o alguien se ha ido ya de mi camino, o yo me he apartado ya de algunas personas, sin intención; estoy a gusto con las personas con las que estoy, no tengo necesidad de tener más, estoy a gusto con mis actividades, con las cosas que llevo y no necesito salir tanto. Antes me gustaba ir al cine, me gustaba salir, pero ahora cada vez soy menos de asfalto y me gusta mucho estar en casa, o trabajando allí. Quizá porque cuando estoy trabajando me canso, y cuando llego a casa, estoy, la disfruto y no me apetece mucho salir.

Mis relaciones sociales han cambiado; el trabajo hace también que muchas cosas se vayan modificando. En los últimos 10 años he cambiado de trabajo varias veces y he tenido que conocer a muchísima gente, de modo que hay veces que siento que necesito un poquito de selección o de estar con números reducidos de personas. Todo ha ido en función de cómo han ido cambiando mis conceptos de las cosas, priorizando, y en ese sentido, también mis relaciones sociales han cambiado.

En estos momentos soy muy comprensiva con las personas, me gusta entenderlas, aceptarlas como son. Esa es mi intención, aunque a veces me cueste, y la verdad es que me produce bienestar, me es gratificante tener una actitud con las personas: buena, comprensiva, respetuosa con sus ideas, con su forma de ser.

ISABEL: En estos últimos años me he quejado bastante de que me resulta difícil ver a mis amigos, a mis amigas, bien porque están más retirados, más encerradas en casa, o bien porque no tenemos algunas actividades comunes que antes teníamos que nos permitían vernos más. Siempre me ha gustado mucho estar sola; cuando estoy sola lo disfruto, pero también me gusta ver a mis amigas y amigos. Haciendo un repaso de lo que ha sido mi vida en otras épocas, recuerdo que cuando entré en la facultad, tanto en el periodo de estudiante como de profesora, me reunía mucho en grupos. Cuando querías ver a la gente, bastaba con que te sentaras a tomar una horchata en la plaza de la Virgen, porque tus amigos pasaban por allí. Era fácil encontrarse. Posteriormente, cuando creamos la Sociedad Sexológica, en una reunión veías a cinco... Entonces era mucho más fácil. Digamos que nos reuníamos por proyectos sociales. Cuando confluías en proyectos sociales... Por ejemplo, las mujeres feministas, cuando se reunían en una asamblea o un grupo, veían a muchas amigas. Cuando tienes un proyecto social de algún tipo, te reúnes con la gente que tiene esos mismos proyectos, y entonces digamos que en dos o tres reuniones ves a la gente querida. Ahora, hay mucha gente que está sin proyectos en estos momentos de sus vidas, y se han quedado como más aisladas; entonces, lo que yo siento es que para ver a las amistades tengo que tener reuniones o citas particulares, de uno en uno, con lo que, si antes podía disfrutar de su contacto y su presencia en una tarde, ahora me veo en la necesidad de tener 10 reuniones, porque los encuentros son individuales. Eso supone que veo a la gente más de tarde en tarde, porque eso multiplica el tiempo y no tengo tanto. Esto que ahora os comento de manera sencilla, me ha costado años de entender y de aceptar. Tengo ganas de ver a la gente, pero veo a uno y hasta la próxima vez que lo veo pasan cuatro meses, porque en ese tiempo veo a otra persona, y a otra y a otra... Gran parte de los amigos lo somos porque tenemos algún tema en común, nos vinculamos porque hay algo que nos une, el cariño y cosas que compartimos, hay un cierto tramo del camino que hacemos conjuntamente. Cuando esos caminos divergen, aunque continúes la amistad, tienes que buscar espacios especiales para compartir el afecto, porque no hay espacios comunes. En esos casos, cultivar la amistad es un esfuerzo de tiempo, porque no tienes horas, especialmente si tienes muchas amistades, mucha gente a la que quieres y a la que te gustaría ver. Quizá por eso estoy tan feliz de que tengamos estas reuniones de reflexión, porque así también, con esa excusa, en poquito tiempo os veo a varias amigas. Ese es un tema.

Otro tema que también me parece importante comentar en relación con la vida social: nunca he sido una mujer nocturna sino diurna, y ahora lo soy todavía más. Quizá antes para mí era más problema, porque cuando me reunía con grupos de amigas, nos juntábamos a la hora de cenar, con lo que yo en los postres, cuando se tomaban el café, ya me estaba durmiendo en la mesa. Afortunadamente, como creo que a muchas personas les debe ocurrir algo similar a esta edad, hacemos pocas cenas, con lo cual tiendo más a reunirme en las comidas. Eso me lo puedo permitir y estoy despejada, pero lo de trasnochar, nada antes y ahora menos.

Y el tercer aspecto que noto también diferente es que en los últimos 10 años de mi vida tengo animales en casa, convivo con un perro y un gato, y aunque no me había dado cuenta, ese hecho me limita ciertas relaciones. Tengo que reunirme frecuentemente fuera de casa porque a poca gente le gustan los animales. Cuando se tienen animales, se asumen unas consecuencias, pues a mucha gente no les gusta o les molesta que el perro te quiera dar besos —lametones—, que el gato se acerque a ti y te deje pelos en el pantalón... En este periodo, los animales me hacen mucha compañía —siempre me han gustado—, pero reconozco que son un elemento disuasorio para reunirme con algunas amistades en casa. Me gustaba invitarles a tomar algo, a cenar, a tomar un té, y hace prácticamente 10 años que no lo hago porque algunas personas se sienten incómodas. Así que mi vida social la hago absolutamente fuera de casa porque como quiero tener animales y también amigos y amigas y son incompatibles, pues disocio los espacios. No me compensa invitar a la gente a casa, a menos que sean amantes de los animales.

CELIA: Yo tengo menos tiempo para ver a la gente porque necesito mucho más tiempo para mí. Salgo del trabajo reventada todos los días. Me cuesta tres horas recuperarme después del trabajo. Cuando tenía 30 años, no me pasaba, pero ahora me pasa. Necesito descansar bastante más que antes, eso es una realidad, y supongo que con los años irá a más y no irá a menos.

Pero es una realidad mía y de toda la gente de mi edad. Con mis amigas y amigos de mi edad es difícil que quede entre semana, porque cada cual trabaja y luego en casa tienes tus historias, etcétera. Y el fin de semana también es difícil quedar porque tienes las madres o los hijos, y están las otras obligaciones que también tienes y que no ha habido tiempo entre semana.

Donde yo veía antes a la gente una vez al mes, pues ahora la veo cada tres meses, y los que veía cada tres meses ahora los veo cada año, y luego hay gente que se ha quedado por el camino, de una manera más o menos consciente.

He eliminado o he intentado eliminar de mi vida a dos modalidades de personas. Una, las personas que están todo el día quejándose. No puedo, porque a la gente que está en la queja la tolero mal, y de hecho acaban desapareciendo, por incompatibilidad posiblemente. Ese es un modelo. El otro modelo es la gente que de alguna manera siento que me maltrata; bueno, ya tengo una edad en la que solo quiero relaciones de buen trato ¿no?, y de cuidarnos mutuamente. También he limpiado mi vida de gente que se alimenta mucho de lo de fuera. Me gusta que podamos contactar desde la intimidad

Sobre todo disfruto mucho de la gente cuando puedo hablar y compartir. A mí me gusta hablar mucho de ideología, de política, del sentido de la vida, de lo que ocurre, de las emociones y los sentimientos. Esas conversaciones me alimentan mucho, es el tipo de relación que me gusta.

Huyo de los grandes grupos, me agobian. Tengo un problema físico que cada vez me agobia más: estoy un poco dura de oído, y cuando hay mucho ruido en el ambiente, no oigo bien, y me genera una dificultad de comunicación... Me gustan mucho los grupos pequeños, de cuatro a seis personas, pero todo lo que pase de ahí me agobia, o acabo hablando en *petit comité*.

Bien. Ese es otro cambio. Todo el mundo estamos igual, pues todas decimos: ¡es que no nos vemos! Sí que he hecho una cosa que me está funcionando: proponer vernos para hacer algo juntos, por ejemplo, para cocinar algo o montar un fin de semana, y entonces tienes tiempo y calma para hablar y compartir. Un fin de semana está muy bien, a lo mejor lo haces una vez al trimestre, viajar juntos... Funciona y facilita las relaciones.

Pero es una realidad que cada vez tengo menos tiempo, incluso para ver a mis propios hermanos, los veo muy poco ahora; a mis hermanos he pasado de verlos cada semana a verlos cada mes. Bueno, ya está bien verlos cada mes. Mi madre también está ahí, y mis hijos..., es como que no doy más de sí. Y bueno..., pero a veces echo de menos a la gente.

Y luego hay otro fenómeno en esta edad: la vuelta un poco a una implicación social, entre comillas. He pasado la época de crianza de mis hijos; mis hijos se fueron de casa; mi madre ahora mismo no da mucha faena; mi padre se murió... Supongo que cuando mi madre esté más anciana la cosa cambiará, pero en este momento de mi vida estoy bastante libre y tengo bastante tiempo.

Y por fortuna tengo un trabajo de ocho a tres, eso es una bendición, porque tengo toda la tarde libre para mí. Dedico mucho tiempo al jardín, que también es una fuente de espiritualidad que me permite conectar con lo que hablábamos el otro día y estar conmigo misma y en contacto con la naturaleza, caminar me gusta mucho, leer...

Pero además dedico parte del tiempo a hacer algo que... Bueno, ya no me creo que voy a salvar el mundo ni voy a cambiar nada (eso ya pasó, no siento que sea algo fundamental), pero sí pienso que es algo trascendente. Entonces, por ejemplo, el 15-M. Voy a las asambleas a enterarme, o por ejemplo hago contribuciones como los talleres de salud que he organizado. Hay un tiempo de mi vida que dedico a una implicación más social, pues antes, en los años intermedios, ha habido mucho hijo y mucho tiempo para los hijos, y no he tenido tiempo disponible o lo he utilizado de otra manera.

Y supongo que con los años eso irá a más. Intuyo que cuando me jubile quizá dedique parte de mi tiempo a algún tipo de compromiso más importante. También es cierto que hay una diferencia. Antes era más lo que debes y ahora es mas lo que me produce placer y lo que me gusta; quiero decir, yo en tonterías ya no me meto, me meto en cosas que realmente me apetecen, me resultan interesantes, me seducen de alguna manera, me lo paso bien, me divierten, me distraen, dentro de la amplia gama de posibilidades que hay para implicarte socialmente, pero sí que hay un poco como una vuelta a ese punto que lo había perdido un poco.

BÁRBARA: Bueno, veo que es bastante general, a nivel relacional yo veo a muchas menos personas, pero es que además me pasa una cosa: yo después de comer me caigo, coma o no coma, a las dos o las tres de la tarde, de tres a cinco no soy persona. Es que ya me pueden hablar que no entiendo nada, me voy al sofá. Ya venir aquí a estas horas (*se refiere a la hora de estas reuniones*) me cuesta muchísimo, porque hasta las seis yo no soy persona, pero es que antes que era muy nocturna, que todo lo que leía, cuando escribía, era por la noche, ahora es todo por la mañana, por la noche me caigo. Bueno, tengo algunas amigas que se han jubilado, pero la mayoría trabajan. Con una que se ha jubilado, pues vamos a la piscina, comemos a veces juntas, o cenamos, o viene a mi

casa o voy yo a la suya. Y los fines de semana hacemos tertu-
lias, aunque no todos los fines de semana; así como una vez
al mes, unas veces vienen a mi casa, pero con cuatro o seis
personas, cuatro, cinco o seis, no más. Pues ahora con lo de
la crisis o en algunos otros momentos, se ha reducido casi a
eso. Antes iba al cine dos o tres veces por semana. Ahora muchísimo menos, y no es que tampoco vea películas en casa.
O sea que veo que antes hacía muchísimas más cosas con
los amigos y también a nivel social. En cuanto a relaciones,
frecuento a mucha menos gente, y me gustaría ver a gente
que quiero, que estimo, para comer y hablar con ella. Siempre he estado mucho en casa y me siento muy bien, y tiendo a
quedarme; entonces me digo: «Oye, que tengo que salir, que
quiero ver a gente».

Y luego en proyectos sociales siempre he estado metida en
muchas cosas, pero yo creo que ahora son más pequeños proyectos que se llevan a cabo más que reuniones. Por ejemplo,
si estoy en algo de teatro, pues me veo con la gente de teatro y
alguna vez salimos a ver teatro, con gente que entiende mucho
más de teatro que yo. Otras veces colaboro con alguna ONG
o en algún proyecto, pero tienen que ser proyectos concretos
y que se lleven a cabo, y no reuniones para hablar y no hacer,
esas me cansan y creo que no me conducen a nada, no. En
ese sentido, sí he cambiado bastante, porque ha cambiado en
mí la energía física, pues yo antes no me cansaba, y ¡cuántas
cosas hacía!, y ahora me canso, me canso y me duermo. A las
11 de la noche me duermo, que era cuando espabilaba antes
y podía hacer cosas o leer hasta las dos o las tres de la madru-

gada. Pues ahora ir al cine por la noche me produce sueño y alguna vez me duermo.

MARGARITA: Esta etapa de mi vida viene marcada un poco por mi hija lesbiana. Cuando hace cinco años mi hija dijo en casa —ella tenía entonces 16 años— que era lesbiana, me puse en contacto con otros padres y madres de adolescentes gais, lesbianas, bisexuales y transexuales, y desde entonces gran parte de mi tiempo mental y físico está depositado en ese proyecto de grupo de autoayuda. A él se han ido sumando otras personas, eso me ha permitido relacionarme con otros padres y madres con los que compartimos cosas importantes, me ha permitido crecer enormemente. Por lo que respecta al tema de las amistades, prácticamente en este momento es inexistente, porque mi padre tiene una enfermedad y es dependiente total, está a mi cargo, de manera que esto me condiciona bastante. En ocasiones, son mis amigas las que vienen a casa, me visitan, podemos tomar un café y sentirnos cerquita.

En este momento, prácticamente a esto se reduce mi día a día. Ha sido difícil esa renuncia a salir, a implicarme más socialmente, pero en este momento es lo que hay, y lo asumo así, quiero acompañar a mi padre, de manera que la única actividad que desarrollo prácticamente es lo que he comentado, mi compromiso con el grupo de madres y padres de chicos y chicas gais, lesbianas, transexuales y bisexuales.

JANIRA: A mí no me importa salir por la noche, sigo siendo una *corredora,* me gusta recorrer la noche. Duermo poco, no necesito más. No sé cómo me las arreglo, pero me acuesto tarde y me levanto pronto. Sí que noto que hay diferencia. Antes veía una película entera por la noche, ahora si estoy en el sofá, la medio veo. En el cine aún no me duermo, pero... Mis amigos y amigas ya prefieren quedar a mitad de la tarde o a comer. En lo de comer, tengo la suerte de que la gente que viene a mi consulta terminan siendo amigos y amigas. Con el tiempo hemos creado una fórmula que les encanta y que aprovecho, porque también me gusta: quedamos para comer y luego les doy masaje, o al revés, les doy masaje y después comemos. Ese espacio de tiempo lo tengo muy ocupado, a veces resulta un poco duro, pero me compensa.

Me he movido siempre como pez en el agua en grupos grandes. Estoy con 10 personas y soy capaz de hablar con todas de una en una. Ahora prefiero grupos más reducidos, y si es posible, de dos en dos. Yo no he fumado nunca, he sido siempre la mosca cojonera[27] para mis amigas que han sido muy fumadoras, alguna aún lo sigue siendo. En los ambientes cargados de humo de tabaco, o si el tono de la conversación es alto, pierdo la voz, entonces me retiro y escucho. A muchas, cuando me ven en esa actitud, les extraña. Me preguntan si me pasa algo y les digo: «Tranquilas, chicas, estoy bien». Cada vez me molesta más en los grupos las interrupciones: está hablando alguien y de repente otra interrumpe, y otra se pone a contar no sé qué. No hay manera de tener un tema en común. Cuando pasa esto, si tengo a mano algo, como un vaso, doy golpecitos diciendo:

---

27. Mosca cojonera: se dice de la persona que molesta, que siempre está fastidiando.

«Señoras, por favor», en tono impertinente, y surte bastante efecto. Por supuesto, cuando quiero decir mi opinión sobre lo que sea, aunque tenga que alzar la voz, lo hago.

Tengo una ONG de ayuda voluntaria con mi familia y me temo que va a más. Mi cuñada necesita mucha ayuda. Va en silla de ruedas, además de estar muy torpe, pesa mucho. Con mis tíos, por decirlo con humor, es más un servicio de mantenimiento. Con ellos y con mi trabajo, me queda poco tiempo para un trabajo social. Participo en muchos colectivos, grupos y asociaciones de mujeres, en algunas de ellas desde hace muchos años. Desde mi trabajo organizo, preparo y pongo en contacto a las personas. Tengo una red importante de contactos y la pongo a disposición de los grupos para sacarles el máximo rendimiento a las actividades. Mi herramienta principal es el teléfono. Como decís todas, antes nos veíamos una vez a la semana o cada 15 días, ahora es cada mes y medio. Al ser tanto tiempo, cuando te ves son tantas cosas las que nos han pasado que es imposible ponerse al día. Lo que echo de menos es la cotidianidad, el comentar ese artículo del periódico tan interesante, esa comida que vas a hacer, o la tontería que te ha pasado conduciendo. Echo de menos no tener tiempo para hacerlo. Cuando las citas son tan lejanas, se me amontonan las cosas que quiero contar.

Otra cosa que noto que ha cambiado en lo personal es mi disponibilidad a la hora de aceptar organizar reuniones o cenas u otros eventos en los que yo tengo un interés relativo. Me sentía obligada por el afecto hacia la persona. Ahora digo no, tú que tienes interés, organízala. En ese devenir, claro que se ha quedado gente por el camino, pero curiosamente en esos espacios que antes ocupaban otras personas han entrado otras. Una vez un amigo me dijo: «La gente suele ser muy interesante, solo tienes que hablar y escuchar y verás cómo hay temas en común».

Como ya he dicho, vivo en el campo; a mi casa es difícil venir si no haces todo un protocolo. Hacemos fiestas puntuales, como la de la patata, en la que nos reunimos un grupo de vecinos y vecinas. Las plantamos en un pequeño huerto en la parte de atrás de la casa, adornamos la casa con globos y farolas, pedimos que traigan alguna cosa de comer o beber, por si acaso compro unas tortas de verduras. Quien quiere participa en la recogida, luego se reparten, y todos tan contentos, en eso consiste la fiesta-reunión. A veces se junta un personal de lo más diverso, pero no me siento obligada a que se lo pasen bien. Yo pongo la excusa, el espacio y que cada cual se las arregle.

Sigo haciendo muchas cosas sola, ese aspecto de mí me sigue gustando. Voy al cine sola. En los últimos años que vivió mi padre practiqué un ritual. Los viernes a las 13.30 horas en punto comía con él, a las 14.30 lo dejaba en su casa para la siesta, a las 15 horas estaba en el cine en una sesión especial, y a las 17 horas en punto en el trabajo. Estaba el día de los estrenos. Ahora todo ha cambiado porque mi padre se ha muerto, además de que han cambiado los horarios de los cines. Me sigue gustando ir sola de compras o a los mercadillos. Esas cosas que hacía antes las mantengo. Si alguien no puede quedar para comer, quedamos para cenar y ¡tan ricamente! Me gusta conducir, por lo tanto volver tarde a casa no es un problema.

También estoy recuperando a las personas que viven cerca de mi casa. Hace cuatro años entre una amiga, sus tres estupendas hermanas y yo fundamos un nuevo grupo de mujeres. A su vez, cada una de nosotras invitamos a vecinas, conocidas y amigas. El único requisito fue hacer actividades lúdicas y divertidas que nos nutrieran. Al vivir todas cerca, todo resulta más cómodo. En esta zona, también hay un grupo de jóvenes muy activo, la mayoría hijos o hijas de las mujeres del grupo anterior. Algunos llevan rastas o un aspecto curioso. Son muy activistas y trabajadores. Cuando alguna me dice: «¡Qué aspecto más horroroso lleva mi hijo con esos pelos!», me hace gracia, se nos olvida pronto cómo íbamos nosotras a su misma edad.

Viajo mucho. De joven mi sueño era viajar. Este sueño se ha cumplido con creces. Mientras la salud y el bolsillo me lo permitan, seguiré haciéndolo. De hecho, la semana que viene me voy a Rumanía con un grupo de 40 mujeres. Me arreglo el trabajo para poder disponer de una semana libre. Al volver tendré que trabajar el doble; no hay problema. Este viaje procuro ir sin obligaciones de sostener a ninguna mujer. Viene alguna cuya vida "es un poema"... (*dice irónicamente para expresar que algunas de las vidas de esas mujeres son muy complicadas*). Muchas de ellas necesitan ir todas juntas en grupo. Pero también saben, porque están avisadas, que de vez en cuando desapareceré, y me lo respetan. Eso no significa que no me relacione, pero... Estos grupos me nutren y sigo aprendiendo. Viajo mucho con mi compañero, y de vez en cuando con dos o tres parejas. Procuro que sea surtidito, con muchas variantes. Bueno, ahí ando.

Salomé: Yo me he organizado la vida de forma que he vivido siempre bastante independiente. He vivido sola. He tenido varias parejas sentimentales. Al principio ocurre que la pareja te absorbe y hay amigos en común. Ahora es cuando estoy recuperando amistades. Mis compañeros de trabajo son mi familia emocional, mi familia afectiva. Si cambiara de turno, la perdería, y además no podría conseguir arreglarme los días y tener de tanto en tanto algunos de descanso. Trabajar a turnos permite juntar días, noches...; así conseguí la semana pasada 10 días de vacaciones. No me fui a ningún sitio porque no había cobrado, no tenía dinero, pero estuve en casa maravillosamente. Arreglé cajones y encontré cosas sorprendentes que te preguntas qué hacen ahí; también he leído textos que había escrito antiguamente y me ha encantado. Ahora me ha dado poco a poco por volver a escribir, y así me descargo mucho emocionalmente. Cuando leo los escritos antiguos, me doy cuenta de cómo he cambiado.

Mantengo un grupo de amigas a las que veo habitualmente. Cuando la reunión toca en casa, meto a la perra en un cuarto. Vamos turnándonos en las casas. Además, procuro buscar amigos a los que les gusten los animales; pienso que a quien no le gustan los animales le falta algo en el corazón. Busco gente que comparta mis gustos. Ahora estoy recuperando lo que toda la vida he perdido. No me ha importado estar independiente o sola, pero está muy bien tener amigos, y como trabajo a turnos, me da igual comer que cenar, porque tengo sueño todo el día.

MARÍA DOLORES: Por lo que decías de recuperar cosas que has escrito, voy a decir algo que me define bien y que tiene mucho que ver con mi proceso:

> «Al cielo una estrella brillaba, su luz era tan grande que a mí me prendaba, quería subir la montaña más alta para poder cogerla, tocarla y abrazarla, pero a mitad de camino me sentía muy cansada. De repente, cuando más desesperada estaba, entendí que no hacía falta subir la montaña más alta, que la luz de esta a la tierra bajaba y a mí me iluminaba».

En mi proceso, yo creía que cuanto más perfecta fuera más querida sería, y por eso quería ser perfecta. Pero llegó un momento en que por salud y otras circunstancias tuve que cambiar mi vida radicalmente. De lunes a jueves estoy en Valencia, luego me voy al pueblo o al apartamento, y es allí donde tengo realmente la vida social. En Valencia, doy de sí para levantarme, desayunar, ir a rehabilitación, ir al *spa*, comer y hacer la siesta. Y cuando me despierto de la siesta, se me hace un mundo hacer algún viaje o alguna cosa. Echo de menos a personas con las que he compartido cosas y a las que he querido. Las recuerdo, me agradaría estar con ellas, pero tampoco puedo comprometerme a hacer cosas, porque cuando he quedado, me he encontrado mal y no he podido ir. He tenido que asumir que la vida es esa. Sí que es verdad que con amigos y amigas de cuando estaba en la JOC hemos tenido reencuentros, de vez en cuando quedamos en casa de una y hacemos comidas, cenas..., pero eso se convierte en recuerdos; ninguna tenemos en la actualidad compromisos militantes fuertes, pero nos da mucha vida recordar lo que hemos vivido y hemos hecho.

Comentaba antes, cuando hablaba de espiritualidad, que estaba cansada. Estoy muy cansada. A veces me han llamado de algún pueblo para que nos reencontremos, pero a mí me desgasta tanto, y la energía que tengo la necesito para mí.

Me agradaba también estar sola en invierno. En verano, tengo un triciclo y me voy por la huerta, por el mar. Me noto que voy cantando, y cuando me canso, descanso. Me encanta estar con mi pareja, puedo hablar de todo, me gusta; sí que me gustaría tener fuerza para ir algún día a algún pueblo que me ha dado mucha vida. Pero no tengo fuerza y no doy de sí. Me agrada estar con mi nieto, tengo una conexión muy fuerte; hasta por teléfono me nota si estoy disgustada y me pregunta qué me pasa. «Dime la verdad», me dice, y tiene siete años. Son cosas a las que me agarro y me aferro para seguir adelante.

Hoy he ido al traumatólogo. Me ha dicho que puede operarme la otra pierna y por lo menos intentar calmar el dolor, porque al caminar mal, tengo lumbago y ciática. Voy a natación, pero si tengo que hacer 40 largos, me hago 10, y eso hace que aumente de peso. En cuanto a caminar, si me hace daño no puedo caminar; la bicicleta sí que me va bien.

La conclusión sería que si echo en falta contacto con personas que quiero, me agarro a recuerdos, y cuando me entra un poco de tristeza, me acuerdo de frases... Recuerdo una vez que, hablando de mi chica, dije que me daba lástima, y Bárbara me dijo: «¿Y tu chica interior no te da lástima?, pues no te puedes imaginar lo importante que es».

Pepa: Yo sí que he tenido cambios importantes en mi vida social. Recuerdo que mi madre me decía (yo con mi madre me llevaba a matar porque éramos iguales y jamás pensé que me iba a acordar de las cosas que me decía, pero me acuerdo mucho): «Hija, tú saliste de casa a los 4 años y no has vuelto a entrar». Efectivamente, visto desde aquí y ahora, hace 55 años que salí de casa y no he vuelto, y he hecho cantidad de cosas, muchísimas, y además todas al tiempo. He tenido siempre la mala suerte de que en distintas etapas de mi vida he tenido que liderar algo en concreto. Yo digo que no soy líder, soy la perfecta segunda de un líder, la que está a su lado, y ahí me siento cómoda; pero me ha tocado la otra parte, con lo cual estás en un escalón por encima de lo que tú realmente eres, y eso supone mucho esfuerzo. Todas las cosas que he hecho a lo largo de mi vida me han supuesto muchísimo esfuerzo. Además, lo he pasado muy mal, he tenido que tomar decisiones, y las he tenido que tomar sola. Yo recuerdo por la noche paseándome por el pasillo en mi casa pensando a ver qué haría al día siguiente o escribiéndome a las cuatro de la mañana lo que tenía que decir en una reunión. Claro, eso nadie lo sabía, solo lo sabía yo. Era muchísimo esfuerzo. Luego he tenido relación con cantidad de personas por distintos motivos, de diferentes medios, y además me he preocupado por mantener buenas relaciones sociales. En una ocasión, porque dependía de unos votos que se ponían en unas urnas, y si no nos los daban a nosotros, perdíamos; ahí se traga mucho a lo largo de los años. He tenido muchísimos amigos y amigas, y además mi casa la he tenido abierta siempre a la gente, me ha gustado organizar en mi casa comidas, cenas, reuniones. Recuerdo a los niños pequeños por casa, mi madre enferma en casa también y encima tenía allí las reuniones. Y es curioso, porque era cuando tenía la casa más pequeña, luego según ha ido pasando el tiempo y todo se te va ampliando, ya no la necesitas tan grande porque tus necesidades son otras.

Esa ha sido mi vida y mi vida social durante cincuenta y pico de años. Llega un momento en que dejo de trabajar, y a partir de ahí todo cambia. Siempre he hecho el esfuerzo de llamar, de convocar, de hacer y de repente poco a poco empecé a retirarme. Y ¿en qué estoy ahora? Ahora realmente estoy contenta porque una vez más, y esto me lo habéis oído varias veces, me he liberado, me siento liberada. En esto momentos no tengo compromisos ni obligaciones, mis hijos ya son mayores también, no está ninguno en casa, cada uno tiene su vida, estoy ahí por si... «Estoy ahí con todo, y si necesitas algo de mí, pues ya sabes que estoy.» Esto lo he hecho en mi campo profesional, sindical, en el campo de los amigos. Solamente he borrado algunas facetas de mi vida —he cerrado la puerta—, porque en estos momentos no tenían ningún sentido para mí. O he reconocido que estaba manteniendo relaciones que no tenían ningún sentido, en las que yo estaba poniendo mucho más que la otra persona, y en ocasiones incluso tengo un poco la sensación de que hay personas que se están intentando aprovechar de mí, y entonces corto y lo dejo.

Me siento liberada, pero me siento muy satisfecha, porque desde que he hecho esto tengo relación con las personas con las que realmente quiero mantenerla, personas a las que quiero, que comparten conmigo los momentos o yo los comparto con ellas, es un poco la sensación de estar recuperando... Es como recoger el fruto. Incluso me ha pasado a nivel familiar, con mis hermanos he estado distanciada durante tiempo, nos veíamos en las reuniones familiares, pero con mis sobrinos, a raíz de la muerte de mi hermano, o con otra cuñada mía, pues resulta que de repente notas los vínculos, notas el calor del cariño, y me encuentro disfrutando, disfruto de mis amigos muy especialmente, y tengo mucha suerte. Reconozco que he tenido suerte toda mi vida, mucha suerte, y la vida me ha regalado muchas cosas; en estos momentos me está regalando amigos. Yo tengo disponibilidad en estos momentos. Si antes que hacía tantas cosas siempre tenía tiempo para otros, siempre estaba disponible, en estos momentos lo estoy mucho más; quiere decir que puedo quedar para comer con una persona normalmente de hoy para mañana, sobre todo porque, como soy ama de casa, puedo organizarme. Tengo la disponibilidad de quedar con quien sea, con quien quiera comer conmigo. Y además hay cosas que son bonitas; por ejemplo, tenemos instaurada la "comida de las manitas de cerdo" con unas amigas una vez al año. Las veo, hay cosas que se han quedado, que nos parecen importantes.

A diferencia de la época anterior, he cerrado mi casa. En mi casa ya no quiero que venga absolutamente nadie. Solo hay un núcleo de amigos que son comunes con mi pareja y que compartimos prácticamente todas las semanas. Nos conocemos desde hace muchos años y hemos compartido muchas cosas, y los valoro como amigos.

Uno dice que tiene principio de Alzheimer y necesita jugar a las cartas. Yo no tengo perros, pero he cerrado mi casa, siempre quedo fuera para comer con la gente, o para cenar. Tengo una amiga que cuando viene de viaje salimos por la noche y nos vamos a tomar copas hasta las tantas de la noche.

Mi vida social en estos momentos es la que quiero tener, puedo decir que no a lo que no quiero... Es un privilegio, puedo seleccionar lo que quiero hacer. Hay un riesgo, porque cuando empiezas a cerrar puertas o empiezas a distanciarte o a aislarte..., pero hay temporadas que necesito estar aislada, no ver a nadie y desaparezco. La primera vez piensas: «¿Me quedará alguien?». Y yo, que soy muy discutidora y de bronca, cuando discuto con algún que otro amigo o amiga, digo: «¿Me quedará después?». Y vas viendo que la gente que te quiere está y te la vas encontrando. O de repente por el Facebook busqué a un amigo del que no sabía nada desde hacía 40 años y me salió. Vivía en Madrid y nos encontramos allí. Eso para mí es un privilegio de esta fase de la vida. Me considero muy afortunada, porque después de trabajar tantos años estoy en una situación en que la vida realmente me está compensando. Corro el riesgo de estropearme mi propia vida, lo he hecho siempre, me lo tiro todo abajo. Hubo algo que hice una vez y lo hago de vez en cuando: es mi teoría del encefalograma plano. Me suele funcionar bastante bien; supone no pensar en nada que no sea necesario, antes pensaba muchas cosas innecesarias.

Rosalía: Comparto muchas de las cosas que decís. Han pasado años que he tenido muy poca vida social por mis circunstancias personales, y ahora estoy más abierta a la vida general, a las relaciones y también a la vida social, pero a nivel de grupo pequeño; los grupos grandes no me gustan nada, no me siento cómoda. Luego está el tema de la selección que también he visto que es un elemento común. De todo lo que me ofrece la sociedad, hago una selección tanto de las relaciones como de otros elementos. Cuando necesito algo, voy ahí donde está ese algo, siempre teniendo como eje de referencia mis propias necesidades. Otra cosa de la que también me he dado cuenta es que tengo menos prejuicios, lo cual me ayuda a vivir con mayor libertad, a tener una mente mucho más abierta, a pensar que nada es mejor ni peor, sino que cada persona tiene su propia visión del mundo, y que lo interesante es el respeto, entonces a ese nivel procuro que mi visión de la vida vaya en consonancia con mis actos; es decir, trato de aplicar mi filosofía a mi vida cotidiana y, desde ahí, aportar a lo social mi propia vivencia.

BLANCA: Yo hoy en día lo de las amistades lo veo muy complicado. Me es difícil encontrar amigos y, bueno, tenéis suerte, porque podéis seleccionar. Yo la verdad es que algún domingo estoy más sola que la una, pero también a veces estoy sola porque no me gusta ir con ciertas personas, y como no he podido mantener las amigas de la infancia al haber vivido en tantos sitios..., y yo creo que las amigas de la infancia son las que perduran. Luego también soy muy independiente, soy un poco solitaria, aunque también me gusta estar con gente. También me muevo mucho en función de... Si me interesa un acto social y no hay nadie disponible, no tengo ningún problema en ir sola y volver sola, tan contenta. También me siento acompañada estando rodeada de gente. Hice un curso de emociones positivas, y al estar con gente alrededor, aunque no la conociera ni hablase con ellos, me sentía acompañada.

Me muevo en función de la actividad que quiero hacer. A lo mejor no encuentras gente que se adapte a tu horario o que le guste hacer eso. Vosotras soy muy afortunadas porque tenéis muchos amigos, pero yo pienso que hay por ahí mucha gente solitaria y sola, que busca compañía y amigos, y pienso que está complicado encontrar buenas amistades que sean acordes contigo, con tu forma de pensar, con tus gustos, pero, bueno, a mí más o menos no me falta compañía, me lo tengo que trabajar mucho, pero siempre tengo a alguien para ir al cine o a dar una vuelta.

ISABEL: La verdad es que es interesante escuchar todo eso porque a medida que va hablando cada una se me ocurren nuevas cosas. Estoy repensando lo que he estado diciendo, en relación con mi queja de no ver a mis amistades, y me doy cuenta de que lo que he dicho es una verdad a medias. He percibido solo una parte de la realidad. La cuestión es que como soy una mujer muy fiel a mis amigos y a mis amigas, entonces mantengo relaciones de más de 30 años y he perdido pocos amigos en el camino. Con esa gente he compartido muchas cosas y diferentes momentos de mi vida, y ahora los veo menos. Y eso me disgusta, me enfado conmigo misma porque me gustaría que pudiéramos vernos, juntarnos. Muchos y muchas están en otros caminos, y ahí sí tengo esas dificultades que os decía, que no puedo compartirlos en grupo.

Sin embargo, hago una vida social bastante intensa, lo que pasa es que es muy diferente a la que hacía otros años; muy diferente en cuanto a algunos tipos de actividad. No es que en la segunda mitad de la vida esté más activa que en la primera, pero sí estoy bastante activa. Y he adquirido muchas otras relaciones nuevas también.

Tengo un problema, y es que la gente suele estar disponible los fines de semana que los tengo ocupados laboralmente.

Una idea que hace tiempo he tenido, que ya en su día transmití y que me vuelve en estos momentos, es la de crear *abuelarios*, no para mujeres, sino mixtos. Tener un gran terreno en donde se ubiquen casitas muy pequeñitas, independientes, que tengan unos 50 metros cuadrados, con un pequeño terreno para poder cultivar algo, con jardines comunes, unas piscinitas cada tres casitas o cuatro —o una más grande para todo el *abuelario*, dependiendo de cómo sea—, unos servicios comunes para comer, una biblioteca, cine, servicio médico..., que esté cerca de una ciudad y de un hospital, con un servicio de limpieza dos veces por semana. Eso lo he pensado para personas mayores, y por supuesto para mí; es lo que me gustaría. De esta manera, te puedes dedicar a disfrutar, tienes independencia, puedes estar cerca de gente que te gusta.

Por el contrario, la familia no te va a cuidar —a veces ni te queda familia—, o te puede ingresar en una residencia. En las residencias no se piensa en la vida sexual de las personas mayores, no tienen intimidad. Esa es una reivindicación que hay que hacer para las residencias de mayores. Los presos y las presas en las cárceles han podido conseguir ese espacio de intimidad, tener un bis a bis,[28] pero en las residencias no hay habitaciones similares por si se desea compartir con alguien; es decir, en general, hoy por hoy, una residencia de gente anciana es un colegio interno en el que te tratan como a una niña o niño, sin independencia ni intimidad propia, y por supuesto sin contemplar tu vida integral y tus necesidades, también sexuales. Es muy diferente a tener tu casita donde tú tienes las visitas que deseas; si no quieres, no las tienes; si te encuentras mal, vas al médico, y si te encuentras peor, te diriges al hospital, puedes llamar por teléfono, etcétera. Todo esto hemos de pensarlo seriamente.

CANDELA: Yo fui a la presentación de una residencia para gente mayor; son unos apartamentos con una habitación, un saloncito y una cocina, servicios comunes, comida muy barata, tienes asistencia médica, vigilancia las 24 horas del día y está acondicionada para personas con discapacidad física. Tiene absolutamente de todo. Pero estaríamos hablando de que cuesta unos tres mil y pico de euros mensuales. Además, el gran problema es que los servicios son de cooperativa.

ISABEL: La idea que os he contado antes la vi plasmada en la realidad en la costa valenciana, allá por los años ochenta; me

---

28. Bis a bis: espacio de contacto en una habitación, con la posibilidad de tener un encuentro sexual.

contaron entonces que eso lo había montado un empresario con un sentido social importante. No sé realmente quién creó aquel complejo, pero la cuestión es que eran unos apartamentitos solamente para gente jubilada mayor, normalmente solía ser gente extranjera por aquellos años. Tú comprabas la casita, que era un chalecito con su jardín, muy barato. Vivías allí, con autobús en la puerta, tenías tus servicios comunes y no se podían dar en herencia cuando morías, sino que se los quedaba la comunidad. Hay que pensar algo, porque si no en la vejez una se siente reducida a ser considerada una niña pequeña a la cual se la controla absolutamente todo, se pierde completamente la libertad, y te puedes sentir como en una cárcel y sin vida sexual o afectiva.

Janira: Se les controla, se les cuestiona y se les grita. Un día mi tía, que está en una residencia, le plantó cara a la auxiliar que la atendía y le dijo: «De aquí no me muevo hasta que usted no me baje la baranda de la cama. Yo no llevo barandilla en la cama».

Candela: Lo que ocurre en esos sitios es que tú puedes estar disfrutando de esos lugares con otras personas si eres autosuficiente. La cuestión es que si tú eres autosuficiente, vives en tu casa, no tienes problema; pero si eres dependiente, tienen que cuidarte, y o te vas a una residencia, o tienes a alguien que te pasee. Hay familias que cuidan a los suyos. Pero para estar en esos lugares, en las casas, tienes que ser autosuficiente. No hay diferencia entre vivir en un chaletito en comunidad con otras personas mayores y estar en tu casa e integrarte en los centros de mayores que tengas más cercanos, o en aquellos lugares donde tú puedas tener actividades. Hay muchos sitios donde se realizan actividades para gente mayor, otra cosa es que queramos integrarnos en esos lugares. Hay de todo, depende de las personas y de quienes llevan el centro. Hay centros para la tercera edad que tienen unas actividades muy interesantes; y la gente dice: «Ojalá hubiera conocido esto antes». En mi calle hay uno cerquita del metro en el que se quedan a comer. Tienen sus mesitas en un pequeño jardincito, hay de todo; pero en esos lugares también tienes que ser autosuficiente, igual que en una residencia. En alguna residencia, si no son autosuficientes, si tienen un grado de dependencia, no los aceptan.

Janira: ¿Cuándo nos daremos cuenta nosotras? Yo he visto a mi tía con 87 años cocinando en condiciones físicas muy precarias. No ha sido capaz de reconocer que ya no puede. El aspecto es estupendo, pero... Esa es la rayita que a mí me da miedo. Me gustaría que trabajásemos sobre ese momento en que empecemos a necesitar ayuda, cómo reconocerlo.

Pepa: Veo que os ha movilizado mucho lo que ha contado Isabel. Fijaros, además, qué individualistas nos hemos hecho —en relación a otras etapas anteriores de nuestra vida— que ahora no somos capaces de pensar que podemos vivir en un grupo, en una comunidad. A fin de cuentas, eso es vivir en un grupo donde cada uno tiene su independencia, pero se tienen unos servicios, y en el fondo detrás de eso hay un acompañamiento, que no es el tema de una residencia, no tiene nada que ver.

CANDELA: Me estoy planteando cómo ir integrando todo esto.

JANIRA: Eso, o lo haces con pleno conocimiento, o te lleva la familia cuando ya estás mal.

MARÍA DOLORES: Tengo una tía de 92 años que está pagando 2500 euros por comer y dormir y punto, todo lo que es extra lo paga aparte. Se ha deprimido muchísimo, porque es lo que decía: «Las monjas vuelcan el bote de judías y ¡ale!, e incluso pagando 2200 euros te controlan hasta el agua, el aceite...».

Esta mujer va con una silla de ruedas y la tienen que poner en el inodoro. En cierta ocasión que eso ocurrió, pasó media hora y ella empezó a llamar al timbre y allí no aparecía nadie. Y ella pensó: «¿Qué dicen en la tele cuando te pasa algo de esto? Llama al 112». La cabeza la tiene muy bien puesta. Entonces llamó y les dijo: «Mire, soy fulana de tal —es muy espabilada—, tengo una sobrina que se llama tal, y estoy más de media hora en el inodoro y no hago más que llamar y aquí no vienen». Así que acudió la policía inmediatamente a ver qué pasaba. Estoy segura de que no la volverán a dejar sola. (*Risas.*) Lo que quiero decir es que ella, porque está espabilada... Además, ha buscado a una mujer de compañía. Tiene un paladar exquisito —ella dice que de cintura para arriba está estupenda— y va a comer fuera, a fumarse cigarrillos. Pero comenta: «Aquí ni

estamos vivos ni estamos muertos». No quiere hacer actividades porque, por lo que ve que se hace allí, dice: «¿Para qué
quiero hacer actividades? Me haré más boba. Todos repiten:
"Ahora así, ahora asá..."». Le fastidia la relación que ve con las
monjas, a las que se les llama «Madre, madre...», mientras que
estas, con lo que se les paga, no las tratan a ellas como señoras.
Como todavía lee, le gusta leer los periódicos. Esa residencia
le cuesta 2 500 euros.

CELIA: Yo creo que las cosas realmente funcionan cuando
hay una necesidad; cuando nos veamos mucho más mayores, que no podemos, que a lo mejor los hijos no están..., probablemente surja esa alternativa; es decir, que para ir a una
residencia y hacer el tonto allí, vamos a buscar una alternativa.

En mi caso, mis hermanos no me van a cuidar, ni mis sobrinos. Mi madre ni estará. Y mis hijos, a saber. Mi hija está
trabajando en Cataluña, mi hijo no sé dónde estará. Esa es una
realidad, una realidad común. El colchón familiar es diferente.
Con mis padres nadie ha discutido que íbamos a cuidarlos.
Somos cinco hermanos, yo tengo solo dos hijos. Hay una diferencia.

ISABEL: Pero ¿con 80 años te vas a buscar un chaletito?

CELIA: Pero ¿antes lo vamos hacer realmente?
(*Muchas voces aportando ideas, comentando, interviniendo.*)

JANIRA: Por eso te decía que o lo hacemos ahora o...

Bárbara: Hay personas que están muy con su familia; hay otras personas que están menos, porque la familia está lejos... Hay muchas formas.

Celia: Por mí, encantada, pero realmente ¿alguien lo va a mover?

Bárbara: Hay personas que tenemos más un proyecto social. Yo soy más de proyecto social. Estoy bien en mi casa, pero yo prefiero estar viviendo en compañía... Cada persona está muy bien en su casa, pero también pienso que estaría muy bien en algún sitio con mis amigas, y que fuera mixto, para estar con mis amigas y amigos, por supuesto.

(*Muchas voces que participan.*)

Janira: Esa experiencia ya se ha hecho. La hemos visto en las películas. Si una persona desarrolla una demencia, la tienen que sacar. Se selecciona quién entra y quién no. Son guetos.

Isabel: Yo solamente he lanzado esa idea para que la pensemos; es decir, que son cosas que una tiene que pensar cuando todavía tiene energía para poder organizarse, porque cuando estás muy mayor ya no lo puedes hacer.

Janira: Ese es el problema, darnos cuenta. Por ejemplo, nosotras, ¿cuándo estaremos dispuestas para irnos? ¿De qué tendríamos que darnos cuenta?

ISABEL: No sé si me voy a jubilar, pero si encontrara un terreno grande y pudiese, lo compraría para eso.

JANIRA: Pero, para empezar, el primer paso es gente interesada que ponga capital.

ISABEL: No, lo primero es crear el proyecto, la idea y afinarlo. Hay que imaginarlo.

PEPA: Pero tenemos mucha rebeldía contra eso, manejarnos frente a esa realidad.

ISABEL: Os voy a poner un ejemplo muy concreto que estoy viendo ahora y que me parece muy importante. Tengo a gente muy cercana que está muy enferma. Si estuviese en una residencia, estaría absolutamente aislada. Por el contrario, ha decidido estar en su casa, pero hay gente amiga que está todos los días con ella. Es un esfuerzo, porque en la ciudad irte diariamente a casa de alguien es un esfuerzo. Pero si estás en una comunidad, en donde la casa de al lado está cerca, sientes que estás acompañada. En la medida que te haces más mayor, esa necesidad de compañía afectiva es muy importante, aunque sea a distancia, aunque no te veas, pero sientes que hay un "estar". Y en una residencia se sienten aislados.

JANIRA: Tengo clarísimo la importancia de las redes sociales, tengas la edad que tengas. Mis mayores, conforme se les han ido muriendo las personas de su edad con las que se relacionaban, se han aislado. No han potenciado relaciones nuevas, no han hecho actividades diferentes. Mi tía me sigue sirviendo de ejemplo. El último de su entorno que se murió fue su marido. Solo la visita una vecina que tiene un perro, un hermano tres años más joven y yo. Es un esfuerzo oír siempre las mismas cosas, en el tiempo que estás con ella te las repite mil veces. Lo que he aprendido de mi relación con los mayores —entre todos han sido once, de los que quedan tres— es la importancia de seguir haciendo actividades sociales en el barrio que se vive, por comodidad, y después en otros lugares, si se puede. El que mejor lo supo hacer fue mi padre. Cuando murió mi madre, él siguió yendo al club del jubilado, a tomar café con los amigos del barrio, siguió relacionándose con sus iguales y con más jóvenes; siempre estaba ocupado. Murió con 91 años en su cama durmiendo. Fue un hombre muy social y alegre. Ese tipo de redes son las que tenemos que mantener. Pero como dice Celia, mientras podamos... Estas cuestiones son muy difíciles, en estos momentos ya nos cuesta reconocer cuándo nos cansamos, pero reconocemos que nos dormimos delante de la tele por muy interesante que sea lo que hagan.

CANDELA: Cuando tu tía estaba así, tú se lo recordaste, ¿no? Te das cuenta de que eres autosuficiente para algunas cosas, pero para otras no.

JANIRA: No, mi tía se fue al *abuelario* porque se puso muy malita por no cuidarse un constipado. La vecina me llamó por teléfono para decirme que mi tía se ahogaba de la congestión que tenía. Como vivo muy lejos de ella, cuando llegué la tuve que ingresar de urgencia en el hospital. Un poco más y no lo cuenta.

CANDELA: Había entendido que vivía contigo.

JANIRA: No, cariño, se ha mantenido autónoma hasta el año pasado en que la ingresé, después de salir del hospital por la neumonía. Le dije: «Tía, se ha acabado, así no puede seguir».

CANDELA: Este concepto va a ir cambiando a un medio o largo plazo, porque cada vez nos damos cuenta de que la población envejece mucho más. Hace 20 años había muy pocas residencias de ancianos.

JANIRA: Porque todos los abuelos se cuidaban en casa.

CANDELA: Ahora, en la medida en que las mujeres están trabajando, como las hijas trabajan, los padres, las madres no tienen quien les cuide. También tenemos menos hijos e hijas. La sociedad va cambiando.

JANIRA: He oído por la radio que dentro de poco, más o menos en 20 años, por cada persona mayor habrá dos trabajando. Por lo tanto, lo que estamos hablando es urgente. Como decía Rosalía, nosotras seremos la primera generación que nos iremos solitas.

María Dolores: Es que nosotras no hemos tenido modelos, nos lo hemos tenido que inventar todo...

Candela: Todo esto son situaciones que van generando las necesidades poco a poco.

Celia: Sí, pero al igual que ha habido un resurgir de residencias como setas, con cantidades tan astronómicas: 3 000 euros...

Candela: ¡Eso es un disparate!

Celia: Ha de haber un cambio, la gente no puede pagar eso. Hipotecas inversas: vender su casa a cambio de poder pagar la residencia. Eso va a cambiar porque no se pueden pagar esas millonadas.
  (*Muchas voces a la vez interviniendo.*)

Candela: Y también las formas como que tratan...

Celia: No, va a tener que cambiar, porque es ley de vida. Cuando la gente deje de poder pagar esas barbaridades de dinero, algo va a pasar.

Candela: Porque se han montado las residencias de ancianos no para cubrir con lógica una necesidad. Y añádele la forma en que viven las personas que están ahí. Hay residencias en las que están muy bien atendidos, se les respeta como personas, pero hay otras...

Bárbara: Este verano me quedé alucinada. Mi madre vive en una ciudad pequeña, y cada dos calles hay una residencia. Me recorrí unas 30 o 40, todas privadas. Hay dos públicas, que son las mejores, con el personal que tienen que tener, pero con una lista de espera de dos años. Así que lleva un año en la residencia privada, pagando 1 700 euros cada mes, pues ya es dependiente, está en una silla de ruedas y con una memoria fatal. Yo pienso que si en su día salimos a la calle para pedir guarderías, tendremos que salir a la calle para pedir residencias públicas, no privadas, que con la crisis a ver quién las puede pagar.

Janira: Ese asunto que estás comentando, ¿puede una familia con hijos adolescentes o estudiando, y con suerte el padre y la madre trabajando, hacer frente a una residencia? Y además de eso —como son personas dependientes, encamadas—, ¿pueden ni tan siquiera hacer frente al pago para que vengan personas a casa a cuidarlos?, y eso está haciendo que muchas mujeres estén ahora renunciando al trabajo...

Bárbara: Y mujeres jubiladas que podrían estar disfrutando y están cuidando a sus padres...

Janira: Esa es una gran realidad que se está viviendo.

Candela: Hace 30 años no hablábamos de esto. Hablábamos de las guarderías, de los colegios, de los niños... Lo cierto es que ahora cada vez la población es más mayor y tendrán que salir alternativas.

Pepa: Cuando tuve a mi madre, terminal, en mi casa, hablé con toda la familia, y a mis tres hijos les dije: «Cuando éramos pequeños os cuidó; ahora la tenemos que cuidar entre todos», y pudimos cuidarla hasta el final.

Bárbara: Mira, todos mis sobrinos a los que ha cuidado mi madre están viviendo fuera. En Valencia no se va la gente, pero en poblaciones de Castilla, que todo el mundo se va..., ¿quién cuidará a los mayores?

Pepa: Estás sola. A mí me da tristeza porque yo sé que no me va a cuidar nadie. Ya les he dicho a mis hijas que para que me tengan que limpiar el culo ellas, que me lo limpien en una residencia. Somos conscientes ya de que no queremos cargar a nuestros hijos.

Bárbara: Pero tenemos derecho a una residencia, pública y bien asistida, porque las privadas están para ganar dinero con el mínimo personal, tratando como niños a las personas, y no son niños, y se dan cuenta, porque mi madre se escapó de la residencia, y menos mal que no le pasó nada...

Isabel: Mi propuesta es...

Pepa: Un examen de conciencia. De alguna manera, en cada uno de los aspectos que hemos revisado, lo hemos revisado todo. Yo misma me he visto diciendo cosas que no las había dicho hasta ahora, pero es que no me había dado cuenta. Tú has comentado que ha habido cosas que no se han dicho, pero también ha habido cosas que cuando yo me las he oído, he pensado: «¡Qué barbaridad! ¿Eso he dicho yo? ¡Estoy loca!». Pero es que, aparte de oírte cuando lo estás diciendo —yo no tengo facilidad para hablar en público de algo propio, no me resulta cómodo—, pues te das cuenta de que dices cosas... Pensé que realmente tenía que hablar de esas cosas y que necesitaba hablar. Te encuentras que has puesto ahí fuera algo que era de lo que necesitabas hablar. Me he dado cuenta de que me ha pasado eso. Pero me ha resultado muy positivo.

Celia: Me ha gustado mucho el hecho de que cada cual hablara de manera libre, sin tener nada preparado, y que las demás escucharan, me parece un formato interesante. Y el debate que se genera después. Dos horas queda justo, quizá sería mejor tres horas. Te pido permiso para que, en un momento dado, con unas amigas, utilizar el formato (*se dirige a Isabel*). No sé si en un futuro se puede hacer en otro contexto, con amigas...

Janira: Se puede hacer con todas las edades. Desde la libertad, la espontaneidad y la voluntad y con respeto. La fórmula es excelente.

ISABEL: Es muy fácil. Permite que todo el mundo pueda hablar, desde las más tímidas hasta las que más hablan; que todo el mundo tiene que escuchar porque lo que tiene de bueno el tiempo corto es que tú sabes que hay que concentrarse mucho porque el tiempo se agota. Si no, empiezas... y tal... Pero de alguna manera, sin decirlo nadie, todas hemos pensado: «Hay que decirlo escueto para que todo el mundo hable». Eso no quita que, si hubiéramos querido, hubiéramos añadido una sesión más, o hubiéramos alargado el tiempo de intervención... Quién sabe si más adelante empezamos a hablar del *abuelario*, que es lo que se ha quedado pendiente y que ha generado mucha visceralidad, lo cual quiere decir que nos ha tocado mucho.

6. A modo de reflexión

Escuchando estos diálogos, me doy cuenta de que todos los temas abordados están interrelacionados. Y es así, nada se puede aislar del resto, todo interactúa en nosotras internamente y en relación con el entorno.

Me gustaría concluir este libro con algunas reflexiones que me surgen en relación a lo que con tanta sinceridad se ha compartido en estos diálogos.

Las mujeres, como seres humanos, somos **diversas y plurales**. No hay una norma, ni una normalidad que sirva para todas nosotras. Cada mujer es única, tiene sus características, su historia, su manera de estar y sentirse en el mundo. Sin embargo, hay ciertos aspectos que se repiten en el sentir de las mujeres de esta edad que considero que puede ser importante escuchar.

¿A qué llamamos segunda mitad de la vida? Realmente **no se puede considerar que a una determinada edad empieza la segunda mitad**. Es una manera, metafórica —al menos, así lo consideré al proponer este taller—, de tomar conciencia de que ha habido un antes, que la mujer empieza a recapitular qué y cómo ha vivido, toma conciencia del momento presente y comienza a empoderarse, conectando de una manera global con el sentido de la vida, con su estar en el mundo. Eso se puede empezar a dar en determinada etapa de la vida, generalmente a partir de pasados los 50 años, pero no se podría decir exactamente por qué, como en cualquier proceso de desarrollo, cada cual evoluciona a su manera. Pero en torno a los 60 años las mujeres ya suelen haber entrado en esa reflexión profundamente.

A partir de los 50 años se van viendo etapas por décadas, e incluso se ven cambios de cinco en cinco años.

No se siente que el envejecimiento tenga que ver con la menopausia. **El envejecimiento del cuerpo es un proceso gradual y progresivo**, y el cómo se van viviendo los cambios en la madurez depende en buena parte de la actitud frente a la vida.

Hay similitudes entre mujeres y hombres en los cambios evolutivos que se citan aquí en relación con las modificaciones de los cuerpos, como por ejemplo las que se perciben en sentidos como la vista o el oído —curiosamente, cuando unas van perdiendo potencia, otras parecen agudizarlo—, la menor hidratación en la piel con la aparición de arrugas, el debilitamiento del pelo y de la masa ósea, etcétera, procesos que en las mujeres son más problemáticos por el cambio hormonal que se ha producido en la menopausia —aquí habría una diferencia entre mujeres y hombres—. La menopausia va generando otro cuerpo al que las mujeres tienen que adaptarse, lo que requiere un tiempo para cambiar la percepción y la aceptación.

En cada etapa de la vida el cuerpo va cambiando —¿o no recordamos también el cambio de percepción de la infancia a la adolescencia, por ejemplo?—. Hay que hacer un duelo de la etapa anterior para poder abrirse a la segunda mitad de la vida. En ese sentido, se notan diferencias entre las mujeres más jóvenes —las que están en la década de los 50 años—, que están haciendo el duelo de lo que había y ya no está, y las que han cumplido los 60 y ya han pasado por ese proceso de adaptación emocional. En el caso del primer grupo de mujeres, o no han notado todavía muchos cambios, o al notarlos están enfadadas (el enfado, la ira, es una de las fases por las que hay que pasar para elaborar un duelo).

En una ocasión, Tarab, un lama de la tradición tibetana con el que trabajé, dijo que, **en el ciclo de la vida humana, los cuatro elementos de los que se compone la materia** —tierra (que correspondería a los músculos, los huesos, etcétera), agua (los fluidos corporales), fuego (la energía, la vitalidad) y aire (la respiración)— **se comportan de diferentes maneras en los diferentes momentos** de la vida. Así, si al inicio de la existencia van aumentando, conforme avanza la vida, van decreciendo.

Sin embargo, parafraseando a otro maestro, el nahual Artemio Solís, mexica, **hay que utilizar el cuerpo como herramienta**, y en ese sentido, **cuidarlo y amarlo** para que el proceso de involución sea lo más lento posible y mantengamos al máximo nuestra vitalidad.

Hay alguna mujer que cita que el cuidado lo hace a través de la alimentación, el deporte..., pero la mayoría sienten que lo hacen a través de la **autoescucha de las propias necesidades** y del respeto a su propio y nuevo ritmo corporal.

La actitud de las mujeres en relación con el proceso de la regla o de la menopausia es variada. Algunas hablan de síntomas que aparecen con el ciclo hormonal de la regla, y otras no. Igual ocurre con la **menopausia**: para algunas los trastornos del sueño, las sudoraciones, etcétera, les han trastocado su cotidianeidad; otras no han percibido ninguno de esos síntomas, aunque todas consideran que el cuerpo les va cambiando.

También quienes sentían que experimentaban cambios emocionales, asociados a los ciclos hormonales, encuentran que tras la menopausia ese vaivén ya no existe y sienten una **mayor estabilidad emocional**, que a veces se podría confundir con una cierta falta de pasión. Por el contrario, hay mujeres que no identifican cambios emocionales ni con la regla ni sin ella, es decir, no relacionan las emociones con procesos fisiológicos, sino más bien con las relaciones interpersonales.

La expresión emocional desde las tripas, **la expresión del enfado**, la rabia, la cólera, alguna mujer la justifica como una licencia que permite la edad; sin embargo, considero que las diferentes expresiones de enfado que se han expresado en estos diálogos no necesariamente tienen una base común. Por el contrario, creo que pueden deberse a cuestiones diferentes. Por un lado, pueden formar parte del proceso de duelo por el que están pasando, como Celia explica en una carta que aparece al final de este capítulo, o como le ocurre a Salomé, que está en una etapa de duelos varios. Pero, por otra parte, el enfado puede aparecer cuando a lo largo de la vida no se ha dicho "no" a lo que no se quería, y ahora estas mujeres dicen "no", conscientes de que están aprovechando la última oportunidad de hacer o expresar realmente lo que desean sin estar condicionadas por el qué dirán. Eso también se manifiesta cuando se vive una enfermedad grave, es una licencia que permite la enfermedad.

Algo común a todas es la conciencia de tener **menos energía y un ritmo más lento**. Pero vemos que esa disminución de energía física repercute en el hacer —todas hablan de que hacen menos actividades—, pero no en el estar. Podríamos decir que **la energía se reutiliza de otra manera**: en ir elaborando los duelos necesarios, pero también en gozar con aquello que se desea hacer y con los nuevos placeres. También hablan de una menor elasticidad en lo que se refiere al cuerpo, que contrasta, en la mayoría, con una mayor elasticidad en lo que sería una visión más amplia, más tolerante en relación con ellas mismas y hacia su vida.

¿Cuáles son los **duelos** que se están viviendo en esta etapa?

- Por supuesto, como ya he comentado anteriormente, la **aceptación de un nuevo cuerpo y de una nueva etapa**, con las pérdidas que se viven, aunque también haya muchas ganancias.
- El **nido vacío**: los hijos, las hijas se van de casa. Una se encuentra de nuevo sola consigo misma o sola frente a la pareja. Y aunque objetivamente esa partida te devuelve una mayor libertad, más tiempo para ti, como comentan las mujeres más mayores que ya han pasado por ello, subjetivamente, al inicio, se vive, como ocurre en todos los duelos, como una pérdida, una gran pérdida. No obstante, esta experiencia se vivirá de

maneras diferentes dependiendo de si la mujer trabaja fuera de casa y se siente realizada en su trabajo, o si, por el contrario, el sentido de su vida era el cuidado de sus hijas e hijos. Y también influirá en este momento la alegría o el temor del reencuentro con la pareja, es decir, si ambos desean iniciar una nueva etapa o si, sin la descendencia que los unía, descubren que no tienen nada que decirse.

Las mujeres que ya han transitado este duelo y lo han vivido positivamente experimentan una mayor sensación de libertad, de recuperación del tiempo y espacio para ellas mismas.

- Empiezan a aparecer con frecuencia **pérdidas de seres queridos** alrededor: gente amiga, familiares que enferman y mueren.

- Por la edad, el padre, la madre... van envejeciendo también gradualmente. Nada ocurre mientras tienen autonomía, pero cuando empiezan a ser **dependientes**, las mujeres, que en su segunda mitad de la vida comienzan a liberarse de la carga de la crianza, asumen nuevas responsabilidades con el cuidado de la gente mayor. Y aunque estamos hablando de una generación de mujeres que reivindicaron la igualdad y la repartición de las tareas domésticas, a la hora de la verdad, si esto no se da a nivel familiar, ellas asumen buena parte del cuidado de los seres queridos, de las personas mayores, responsabilizándose cuando los demás no lo hacen, con lo que de nuevo acaban postergándose y se quedan sin espacio-tiempo para ellas mismas.

Una de las fuentes de mayor placer en esta época de la vida de las mujeres es el *abuelaje* con los nietos y las nietas naturales, ahijados o adoptados con los que, sin la responsabilidad de la crianza —ser abuela nada tiene que ver con el rol de madre—, pueden gozar de espacios lúdicos. Pero distinguen el goce de compartirlos, del agotamiento que les producen, ya que no tienen la energía para ocuparse de ellos más allá de un determinado tiempo.

En general, las mujeres viven este periodo de la vida con **más tranquilidad**, con más **tolerancia** hacia ellas mismas y hacia los demás, con **menos prejuicios**. Tienden a respetar la visión del mundo de los demás, lo cual no quiere decir que no puedan entrar en discusión o en conflicto.

Tienen **menos sentido del ridículo** porque están más centradas en ellas mismas que en el exterior. Son **asertivas**. Procuran decir lo que quieren. Tienen más **escucha interior** y están **más interesadas en lo interno que en lo externo.**

El concepto de **pasión** tiene otras connotaciones: se considera que no hay la pasión de antes, los altibajos, algo tan fuerte como había; sin embargo, sienten que tienen que vivir apasionadamente porque la vida la perciben más corta y la pasión se vehiculiza de otra manera, hay pasión por las pequeñas cosas, por el disfrute de las pequeñas cosas: estar en la naturaleza, conversar, hacer las tareas simples y cotidianas, estar con los amigos…, y todo aquello que forma parte y desarrolla su mundo espiritual y que se concreta también en su actividad social.

Aunque **sienten más la cercanía de la muerte**, tanto por el paso del tiempo como por la muerte de familiares o amistades, no hay tanto el temor a la muerte propia como a la propia **invalidez o dependencia**. Como consecuencia, se plantean hacer —o ya lo tienen hecho— el testamento vital.

El tema con el que se terminaron los diálogos y que generó mucha motivación fue el del *abuelario*. Teniendo en cuenta que la estructura familiar de antaño ya no existe, no existe esa familia nuclear que cuidaba a sus mayores, ni tampoco hay una estructura social comunal que los cuide, proteja y respete; teniendo en cuenta que se trata de una generación de mujeres autónomas, independientes y con proyectos de vida propios, quisieran mantener su independencia y, a la vez, sentirse acompañadas afectivamente y protegidas, recibiendo los cuidados necesarios para su salud. Esa es verdaderamente una preocupación que algunas de las participantes empiezan a plantearse, mientras que para otras ya es una preocupación real.

Y por contraste **se desdramatizan** frente a muchas situaciones de dolor que les toca vivir en este periodo de la vida. Se ríen de ellas mismas y de las cosas, buscan reírse, solas, en pareja, en grupo... **La risa, como fuente de salud** y de complicidad.

Hay **una búsqueda del equilibrio entre el espacio y el tiempo para disfrutar de la propia soledad y de la vida social**, el estar con otros y otras.

Algo quizá novedoso en esta época y bastante generalizado es el **placer de la soledad**, de hacer cosas sola, de la introspección, de estar con una misma, del disfrute con el propio cuerpo. Y a la vez también hay **disfrute en el compartir**: con las amistades, con la pareja −cuando hay sintonía−, etcétera, pero siendo muy **selectivas** −eso también aparece como un factor común en las mujeres− con las personas y actividades. **Se reducen actividades**, salidas nocturnas y tiempos compartidos; las mujeres reservan su energía para hacer aquello que eligen y que saben que les proporciona placer.

Aunque se reducen actividades sociales, son **mujeres activas, solidarias y comunitarias**. Tienen **proyectos propios**, pero en estos momentos no se los plantean como una exigencia del hacer, sino que seleccionan aquello que realmente les merece la pena o les parece suficientemente importante. Y también realizan **actividades comunes** con otras personas o actividades comunitarias. Les gusta compartir, tanto lo lúdico como lo social. Son mujeres **comprometidas**.

Estas mujeres que ahora están en la década de los 60 años −pasados los 50− aproximadamente fueron una **generación pionera** en la España del periodo franquista. Pertenecen a la generación de los setenta y han vivido fuertes cambios sociales y personales. Vivieron y fueron partícipes del movimiento de mujeres, con todo lo que eso supuso como cambio de modelo y de percepción del mundo, de utopía y de cambios en sus vidas. Tuvieron que crear un modelo de vida, de pareja, de ser madre −compaginar ser madre y mujer− y romper roles de género... Y en la actualidad continúan siendo mujeres activas, pero con una actividad no solo centrada en el exterior, sino también en el interior, en una búsqueda constante de vivir cada etapa de su vida, y en este momento se hallan de nuevo enfrascadas en la búsqueda de la mujer que quieren ser.

Prefieren compartir en **pequeños grupos** —aunque puedan estar también en grandes—, donde pueden hablar y escuchar y disfrutar de una mayor intimidad.

La intimidad..., ese ha sido un elemento importante en la vida de las mujeres del que no siempre han podido disfrutar. Sin embargo, ahora se lo exigen a sí mismas, buscan sus tiempos de escucha interior, los tiempos de compartir. Y eso se ve tanto en el cambio de actividades sociales como en su vida sexual.

La **sexualidad** en la segunda mitad de la vida queda más **enmarcada en la globalidad erótica**, sin que por ello no sea también muy importante el placer genital.

Las experiencias de globalidad y genitalidad eróticas forman parte de toda nuestra existencia, pero desde mi perspectiva, aunque están presentes en nuestra vida cotidiana, tienen un papel diferente dependiendo de la etapa vital que estemos viviendo. En la infancia, la globalidad es muy importante, el placer de los sentidos, del contacto..., pero la genitalidad también está presente. Durante la adolescencia y cuando somos adultos jóvenes, la genitalidad pasa a un primer plano aunque se mantenga la erótica global. Pero a medida que avanzamos en edad, y en concreto en la segunda mitad de la vida, de nuevo se invierten los papeles y el placer global adquiere más relevancia, manteniéndose el genital ahora en ese segundo plano.

Lo primero que se resalta al hablar de sexualidad tiene que ver con la identificación que se hace con la genitalidad, tan importante en la época anterior. Y se constata que, al igual que el resto del cuerpo, va habiendo un **deterioro también en nuestros genitales**, de modo que si antes estaban perfectamente preparados, por ejemplo, para una actividad coital, en estos momentos hay una mayor dificultad por la sequedad vaginal.

Aquí aparece esta disociación que comentan las mujeres en torno a la autopercepción y de la que hablaré más adelante: una cosa es la erótica, la fantasía, el deseo..., y otra, lo que el cuerpo da de sí.

Pero algo muy interesante que aparece en estos diálogos de mujeres es cómo surge uno de los elementos que han caracterizado históricamente al mundo femenino: **la cooperación**. Las mujeres hablan de que mantienen su deseo genital, aunque con menor frecuencia, pero tienen dificultades. Y ahí aparecen los **remedios caseros**. Al igual que si se intercambiaran recetas de cocina, se intercambian recetas caseras que han experimentado para subsanar el déficit de lubricación.

Desdramatizan y se ríen del sexo "ortopédico" o de las **dificultades** para colocarse o mantener ciertas posiciones coitales, que en edades posteriores, 80, 90 años, se incrementan.

Pero **todas las mujeres que han gozado de su sexualidad** —recordemos que en esta generación de mujeres se reivindicaba el derecho al placer, al propio cuerpo, a la sexualidad— **continúan gozándola**, aunque tienen que incorporar adaptaciones y buscar **nuevas maneras de hacer y de estar en la relación amorosa**. La única mujer que explicita que no ha gozado sexualmente busca el poder hacerlo. Es decir, **la sexualidad** en estas mujeres **es un factor de goce, de placer, de salud, de desarrollo, de comunicación y de espiritualidad**.

El cuerpo no está para acrobacias gimnásticas, como años atrás, pero **siempre podemos gozar de él cuando se da una unidad espiritual con la otra persona.** Y en esa búsqueda de intimidad hay un desarrollo de la espiritualidad, algo muy parecido a lo que en otras tradiciones se ha llamado sexualidad sagrada: la búsqueda de un encuentro sexual dando tiempo y espacio para ese encuentro, a través de las miradas, los roces, los contactos, la respiración, el estar de los cuerpos, la apertura de los sentidos; mostrando respeto y sensibilidad; acariciando, abrazando; disfrutando de un tiempo de escucha y respuesta; sintiendo la complicidad. Y también, en este periodo de la vida, es importante desdramatizar los límites, hacer cambios para el bienestar mutuo y sentir el goce físico y espiritual.

Todas las mujeres tienen una **vida sexual activa**, tanto con pareja como sin ella. Practican el **autoerotismo**, con su imaginación, utilizando o no juguetes eróticos.

Cambia su **concepto de amor, que se amplía**: no solo el amor se da en la relación de pareja, sino que se siente por la vida, la naturaleza, las personas, las cosas.

La espiritualidad se abre como un gran abanico en el mundo de las mujeres. A decir verdad, la mujer siempre ha tenido un gran desarrollo espiritual. No sin razón, fue considerada en los albores de la historia la representante de la Gran Diosa Madre, generadora y fin de todas las cosas. Sanadora, partera, sacerdotisa..., estaba en relación con las cosas terrestres y con el cosmos, con los ciclos de la Luna y el Sol, con la fertilidad. Representaba las aguas, la tierra, el cielo, los bosques..., y era venerada tal como aún hoy en día se veneran a las diosas madre que representan estos elementos en Vietnam.

Es curioso que el día que teníamos que hablar sobre la espiritualidad, en un principio las mujeres parecían no saber muy bien qué decir. Posiblemente habían estado mucho tiempo desconectadas de su espiritualidad, porque la espiritualidad, socialmente, se ha confundido e identificado con la religión. Pero poco a poco fue desgranándose qué significaba para ellas la espiritualidad, un tema que no se aborda ni tan siquiera en el mundo de las mujeres —se ha investigado a las místicas, pero no la espiritualidad en la vida cotidiana de las mujeres—, y vimos que **la espiritualidad en las mujeres es la Vida**.

Y ahí sí hablan de la **intensidad de la vida interior** que tienen, que buscan, que recrean y que gozan.

Buscan **espacios de soledad** para centrarse, para reencontrarse con ellas mismas. Y se ayudan creando espacios propios y también recurriendo a la naturaleza (el mar, los campos, los montes...). Eso les hace nutrirse y sentir paz interior. Buscan el **silencio**.

También se nutren de la **conexión con otras mujeres** —esto les permite sentir que lo que a ellas les pasa también les ocurre a otras—, de sus amistades, de su pareja y de sus vínculos con los animales domésticos.

Es curioso que en las primeras sesiones algunas de las participantes en estos diálogos se sentían menos apasionadas y que, sin embargo, cuando se conecta con la espiritualidad hablen con pasión, se vive la pasión, y esa pasión va siendo compartida por las demás: la **pasión por las pequeñas cosas**, por **lo cotidiano**...

La espiritualidad se asocia con la sexualidad, la estética, la música, la filosofía, la poesía, la muerte, el amor incondicional, las antepasadas, la gente, los sentidos, lo sutil... Permite **una visión más amplia de la vida.**

Se sabe que **los seres humanos transitamos** por la vida. Venimos y nos vamos. Pero la **naturaleza, el cosmos permanecen**. Por eso reencontrándonos con todo ello **buscamos el sentido de la vida**, de la espiritualidad. Sabemos que la vida tiene memoria, que el cuerpo tiene memoria, que nada se olvida... Se busca también en **otras tradiciones** el misterio de la vida, cómo se entiende el ciclo de vida y muerte.

Hay **menos miedo a la muerte** en esta etapa porque se ha transitado acompañando a otros seres queridos o quizá también —en el caso de las que trabajan en la sanidad— por la propia profesión. Por ello, estas mujeres quieren **tener las cosas en orden, estar en paz**, elaborar los duelos necesarios, perdonarse y perdonar. Se sienten más serenas.

En definitiva, en esta etapa de la vida las mujeres se perciben con una **gran fuerza interior**, aunque con **menos energía y flexibilidad corporal**.

Están **descubriendo esta nueva etapa**, abriéndose a una nueva posibilidad, tratando de **sacar lo positivo** de este momento.

Sienten una **mayor libertad interior**, escuchan y satisfacen sus necesidades y **ponen límites** tanto a las demandas del exterior como a sus propias autoexigencias, tratando de adaptarse a su nuevo ritmo.

Hay una cierta **disociación cuerpo-mente**: tienen ideas, fuerza interior, pero el cuerpo no las acompaña y tienen que negociar consigo mismas.

Se autoperciben como **mujeres diversas y plurales, en superación** constante, **en paz** con su propia vida, mirando hacia atrás lo vivido para asumir que todo, lo bueno y lo malo, fueron aprendizajes. Miran atrás para seguir adelante.

Disfrutan de muchas cosas y de ellas mismas, están abiertas, en paz. Se sienten llenas de experiencias vividas. Se sienten **mujeres sabias**.

Desde que acabamos este grupo hasta el momento actual, pasados unos meses:

- Pepa ha hecho régimen —decía que era su asignatura pendiente— y ha perdido 22 kilos.
- Salomé ha iniciado unas sesiones de apoyo terapéutico.
- Rosalía y también Margarita han acompañado a sus padres a morir. Margarita, posteriormente, ha iniciado el Camino de Santiago.
- Isabel también ha tenido que acompañar en ese mismo transitar a su perro, fiel amigo con el que convivió durante 12 años y que la acompañó a ella en momentos difíciles.
- Celia me envía unas reflexiones que quiere que incluyamos en el libro:

«Cuando reviso lo que dije en aquellas reuniones, me doy cuenta de la cantidad de cosas que faltan. Cosas que podía haber dicho y que no dije. Fueron conversaciones espontáneas, sin nada preparado, ni estructurado previamente. Y salió lo que salió.

A mí me salió una mujer que todavía estoy adaptándome a mi nueva realidad. Por eso la queja por las limitaciones y las molestias que estoy notando, y el enfado subyacente, están presentes en todas mis intervenciones. Y no me acabo de gustar. De hecho, me ha sorprendido, porque yo creía que estaba llevando bastante bien esta época de mi vida. Y no es así.

Una época de cambio, que me invita a despedirme de ataduras, del agobio, la dependencia de la aprobación, y la necesidad de ser obediente, seria y responsable. Pero me escucho y veo que me sigo agobiando, y aunque lo tengo claro, me cuesta rescatar tiempo para mí, para hacer realidad mis deseos y vivir en paz y con calma.

Escucho a las mujeres del grupo más mayores, las que tienen más de 60 años, y no les oigo ni queja ni añoranza de la vida anterior. Son mujeres que se han adaptado, y que gozan plenamente de la nueva realidad, en esta segunda mitad de la vida. Son mujeres que se ríen. Mantienen la curiosidad y confían en que la vida siempre les traerá sorpresas. Me transmiten calma, placer y mucha paz.

Y sé que mi camino va hacia allí. Me gustaría haber dicho lo que ellas dijeron en el grupo, pero lo que me salió es cómo me siento ahora. Haciendo un duelo por todas las pérdidas, sobre todo las corporales, un poco enganchada en la fase de la rabia, y acercándome a la fase de aceptación. Ahí estoy.

Y podía haber maquillado lo que dije, pero no lo he hecho. Porque creo que lo que a mí me pasa le ocurre a muchas mujeres en la década de los 50. Cuando empiezas a sentir el paso del tiempo en el cuerpo, y la falta de energía. Cuando el cuerpo no te acompaña. Y más a las que hemos llevado mucha marcha. Cuesta adaptarse, y hay que hacer un duelo.

Y romper con el agobio, renunciando a esa sensación de omnipotencia, tan narcisista, que nos ha hecho estar disponibles para todo y para todos, y que a veces nos ha jugado malas pasadas. Hemos cargado con tantas cosas...».

Con este libro queremos animar a mujeres y hombres a que inicien grupos de reflexión, que se escuchen, que compartan.

En el mundo en el que vivimos creemos que hay que hacer una vuelta a casa, una escucha interior para distinguir lo que es verdaderamente importante de lo que no lo es, para distinguir lo verdadero de lo superficial, para redescubrir los valores humanos que nos permitan estar más en conexión con nosotras mismas, con los demás y con el mundo que nos rodea. Porque la vida forma parte de la Vida, y todas y todos estamos interconectados. Porque queremos un mundo mejor, unas mejores relaciones. Y queremos participar en ello.

Agradecimientos

A Charo Altable, Pepa, Roxanna Pastor, Llusi Latorre, Marina Climent, Paloma Andrés, Doli Pardíñez, Margarita, Teresa Sanz, Isabel Fernández, Concha Chacón, Blanca, María, Elena Guerrero, Marta Romero, Emilia Serra y Concepción Núñez. Ha sido un enorme placer compartir con todas ellas diferentes momentos. Sus vivencias, sus palabras, correcciones o sugerencias, imprescindibles para la creación de este libro, me han conmovido sutil y profundamente.

A Selma González y Leonor Cantera, entrañables personas, amigas y compañeras, que han querido estar presentes aunando sus voces con las nuestras.

A Susana García, que con sus dibujos, su creatividad, sus colores y energía nos ha acompañado en este y otros proyectos.

A Agustín Pániker, por la gran confianza que siempre ha tenido en mí. A él y al equipo de la Editorial Kairós, por su disponibilidad y por cómo han facilitado el proceso de esta edición.

A la Fundación Terapia de Reencuentro, por crear ese lugar de escucha.

Direcciones

Fina Sanz:
   finasanz@terapiareencuentro.org

Fundación Terapia de Reencuentro:
   www.fundacionreencuentro.com
   fundacionterapiareencuentro@gmail.com

Instituto Terapia de Reencuentro:
   www.institutoterapiareencuentro.org

editorial **K**airós

Puede recibir información sobre nuestros
libros y colecciones o hacer comentarios
acerca de nuestras temáticas en

www.editorialkairos.com

Numancia, 117-121 • 08029 Barcelona • España
tel +34 934 949 490 • info@editorialkairos.com